W0412031

Kohlhammer

Dirk Schmoll

Psychotherapie – Chancen und Grenzen

Rat und Hilfe für Betroffene und Angehörige

Verlag W. Kohlhammer

1. Auflage 2009

Gesamtherstellung:
W. Kohlhammer Druckerei GmbH + Co. KG, Stuttgart
Printed in Germany

ISBN 978-3-17-020673-1

»... Sie werden sich überzeugen, daß viel damit gewonnen ist, wenn es uns gelingt, Ihr hysterisches Elend in gemeines Unglück zu verwandeln.«

Sigmund Freud

»Ich gebe Ihnen, Herr Analytiker, noch ein Jahr, sonst gehe ich nach Lourdes.«

Woody Allen

Inhalt

Geleitwort

»Wen Gott strafen will, gibt er in die Hände der Ärzte«. Dieser Spruch soll im Alten Testament stehen. Krankheit wird moralisch beurteilt, als Folge eines verfehlten Handelns, und Konsequenz sind Leiden, Unfreiheit und Abhängigkeit. »Hättest du dich richtig verhalten, wärest du nicht krank geworden!«

Anderenorts wird ein »Lob der Krankheit« angestimmt. Der größte Vorzug einer Krankheit bestehe darin, dass man ruhigen Gewissens sagen könne: »Mag kommen, was da will – es ist nicht meine Schuld!« Krankheit mache frei von Verpflichtung und Verantwortung. »Jetzt stehst du im Mittelpunkt der Fürsorge und schuldest niemandem Rechenschaft!«

Die noch junge Disziplin »Psychotherapie« geriet von Anfang an in die umkämpften Konfliktfelder zwischen Moral und Freiheit, Schuld und Unschuld. Gehört die Psychotherapie überhaupt in die Medizin oder besser in die Pädagogik und Psychologie? Ist sie eine Heilmethode oder dient sie der Verbesserung des Menschen? Wer darf sie ausüben? Nur der Arzt? Oder auch der Lehrer, Sozialarbeiter und Psychologe?

Das vorliegende Büchlein von Dirk Schmoll ist eine Wohltat. Im Wissen um den großen Streit im Hintergrund bleibt er stets ruhig, klar und einfühlsam. Er nimmt den Leser, dem das Gebiet der Psychotherapie womöglich unheimlich ist, an die Hand und zeigt ihm unterschiedliche Wege und Landschaften, damit er selbst eine Entscheidung treffen kann, nicht überstürzt, sondern wohlüberlegt. Die Psychotherapie verliert das Odium des Geheimnisumwitterten, des Beängstigenden und Bedrängenden, bei dem der Patient seine Freiheit verlieren könnte.
Wer sich in Psychotherapie begibt, den will niemand strafen. Und in dem Maße, in dem der Patient in der Krankheit unschuldig ist, gewinnt er in der Psychotherapie nicht nur Verantwortung und Verpflichtung für sich

und die anderen zurück, sondern auch die Freude und die Lust am Leben.

Der Ratgeber von Dirk Schmoll ist nicht nur für den Leser von Interesse, der sich mit dem Gedanken beschäftigt, eine Psychotherapie zu beginnen, sondern er ist auch für den angehenden und praktizierenden Psychotherapeuten hilfreich.

Die Entscheidung zur Psychotherapie ist immer ein Wagnis. Aber wer den Ratgeber von Schmoll gelesen hat, für den ist sie kein blindes Wagnis.

Prof. Dr. Hans Stoffels

Einleitung

Die Frage, wem eine Psychotherapie zu empfehlen ist, beschäftigt mich bei den Patienten in der Klinik ebenso wie bei denen, die in meine Sprechstunde kommen. Legt man einen sehr weiten Begriff von Psychotherapie zugrunde, das heißt, versteht man darunter jedes problemorientierte ärztliche Gespräch, so steht die Notwendigkeit außer Frage. Wie verhält es sich aber mit einer psychotherapeutischen Behandlung im engeren Sinne? Wirkt sie überhaupt, und wenn ja, wie? Ist sie mehr als eine raffinierte Form der Suggestion? Wären ein paar gute Gespräche mit einem Freund nicht ebenso gut? Lohnt der Aufwand an Zeit und Geld? Welche Chancen, aber auch welche Risiken bestehen? Solche und ähnliche Fragen werden Ihnen möglicherweise durch den Kopf gehen, bevor Sie sich einem Therapeuten anvertrauen.

Im Folgenden werden Sie erfahren, was man heute über die Wirksamkeit und die Wirkungsweise der wissenschaftlich anerkannten Methoden weiß. Die Ergebnisse werden Sie wahrscheinlich überraschen, weil sie dem gewohnten, an Krankheitsursachen orientierten medizinischen Denken zuwiderlaufen. Sie können mit diesem Verständnis jedoch besser erkennen, was Sie von einer solchen Behandlung erwarten können, welche Methode für Sie geeignet ist und worauf es ankommt, damit sie erfolgreich verläuft. Damit sind Sie gut vorbereitet für ein Beratungsgespräch und gegebenenfalls die ersten Probesitzungen. Das persönliche Gespräch kann und will der vorliegende Ratgeber natürlich nicht ersetzen.

1 Wann ist eine Psychotherapie sinnvoll?

Seit dem Psychotherapeutengesetz von 1998 ist die Berufsbezeichnung »Psychotherapeut« geschützt. Der Gesetzgeber hat Psychotherapie wie folgt bestimmt:

- Sie kommt nur bei psychischen Störungen mit Krankheitswert in Frage. Was das bedeutet, soll in diesem Kapitel geklärt werden.
- Psychotherapie basiert auf einer wissenschaftlich anerkannten Methode, das heißt, ihre Wirksamkeit muss belegt sein. Im nächsten Kapitel wenden wir uns den Fragen zu, welche Verfahren es gibt und wie sie wirken.
- Psychotherapie soll die psychischen Symptome feststellen und heilen oder zumindest lindern. In Kapitel 3 beschäftigen wir uns mit der Unterscheidung der verschiedenen Methoden nach der Art ihrer Wirksamkeit und den praktischen Konsequenzen.

1.1 Wann ist Psychotherapie nicht angezeigt?

Der Gesetzgeber legt zunächst einmal fest, was *nicht* zu einer Psychotherapie zu Lasten der Solidargemeinschaft gehört. Beispielsweise muss nicht jede Angst behandelt werden. Wer sich vor Schlangen fürchtet, wird als Stadtbewohner in unseren Breiten nicht darunter leiden, da er Schlangen nur hinter dickem Glas im Zoo oder vielleicht im Urlaub begegnen wird. Hier wäre also keine psychotherapeutische Behandlung notwendig. Vergessen werden darf auch nicht, dass die Angst als solche ein ganz normaler, stammesgeschichtlich verankerter Schutzreflex ist. Es ist normal, in bestimmten Situationen Angst zu haben. Auffällig wäre es eher, wenn jemand ohne besondere Kenntnis vor einer Schlange keine Furcht empfindet und ihr nicht ausweicht. In dem Märchen der Gebrüder Grimm »von einem, der auszog, das Fürchten zu lernen« leidet ein Junge an einer unnormalen »Angstlosigkeit«, und scheut keine Mühe, das Gefühl der Angst zu erleben.

Krankhaft, »phobisch«, wird eine Angst erst dann, wenn sie den Betreffenden in seinem Lebensalltag wesentlich einschränkt. Eine Flugangst kann für einen Manager zum Beispiel eine Gefährdung seiner beruflichen Existenz bedeuten. Damit wird sie für ihn zu einem krankheitswertigen und behandlungsbedürftigen Symptom. Wer aber auf das Fliegen ohne berufliche und soziale Nachteile verzichten kann, braucht die Angst davor nicht behandeln zu lassen. Leichte Kontrollzwänge wie das Kontrollieren des Herdes oder der Haustür vor Verlassen der Wohnung sind weit verbreitet und haben ebenfalls nicht immer Krankheitswert.

Weiterhin sind Lebensprobleme und Konflikte »im Normalbereich« ausgeschlossen. Ein Ehekrach mit einer kurzzeitigen Abkühlung der Gefühle oder Ärger mit dem pubertierenden Sohn sind nicht gleich Fälle für den Therapeuten. Sollten Sie bei solchen Auseinandersetzungen aus eigener Kraft nicht weiterkommen, bieten sich entsprechende Beratungsstellen an. Unter dem Stichwort »Psychosoziale Kontakt- und Beratungsstellen« finden Sie in den Gelben Seiten des Telefonbuchs oder über das Internet zahlreiche Gesprächsangebote zu Themen wie Ehe, Familie, Schwangerschaft, Drogen, Opfer von Gewalt oder sexuellem Missbrauch, chronische Krankheiten und einiges mehr. Träger sind Städte und Gemeinden sowie Kirchen, Wohlfahrtsverbände oder Vereine. In der Regel ist die Beratung kostenlos. Auch Selbsthilfegruppen können nützlich sein. Informationen hierzu sind über die »Nationale Kontakt- und Informationsstelle zur Anregung und Unterstützung von Selbsthilfegruppen« (NAKOS) zu erhalten. Ein Gespräch mit dem Pfarrer oder ein Anruf bei der Telefonseelsorge können weitere Hilfsoptionen sein und erst einmal entlasten. Nicht zuletzt können Chatrooms im Internet als moderne Form der Selbsthilfe genutzt werden. Sie bieten den Vorteil, dass Name und Gesicht nicht gleich preisgegeben werden müssen.

Selbsterfahrung, Persönlichkeitsentwicklung oder Steigerung des seelischen Wohlbefindens sollen ebensowenig Ziele einer Psychotherapie zu Lasten der Solidargemeinschaft sein. Hier bieten sich zum Beispiel philosophische Lebensberater an. Wer Freude an Kunst und Literatur hat, mag auch von dem Buch »Selbstermutigung« profitieren, das der Germanist Thomas Isermann zusammen mit mir geschrieben hat.

1.2 Wann ist Psychotherapie angezeigt?

Ob einer psychischen Symptomatik ein Krankheitswert im Sinne des Gesetzes zukommt, hängt von der Schwere, der Dauer und den bisherigen Lösungsversuchen ab. Wieweit sind das Wohlbefinden und die Leistungsfähigkeit durch das psychische Leiden eingeschränkt? Wie hoch ist der Leidensdruck? Diese Fragen wird der Hausarzt oder Therapeut im Vorfeld mit Ihnen klären wollen. Lassen Sie mich das an einigen häufigen Krankheitsbildern erläutern.

1.2.1 Depressionen

»Depression« ist ein Sammelbegriff für unterschiedliche Erkrankungsformen. Gemeinsam ist ihnen eine gedrückte Stimmung (lat. »depressus« = niedergeschlagen), oft verbunden mit Erschöpfung, Grübelneigung und einem Mangel an Schwung, Spontaneität und Lebensfreude. Sind körperliche Erkrankungen wie zum Beispiel eine Schilddrüsenunterfunktion als Ursache einer Depression ausgeschlossen, so ist zur Prüfung der Frage, ob eine Psychotherapie empfehlenswert ist, zwischen zwei Depressionsformen zu unterscheiden. Für eine Psychotherapie grundsätzlich geeignet sind »neurotische« oder »reaktive« Formen der Depression, ungeeignet sind hingegen »akute endogene« Depressionen. Die Unterscheidung ist nicht nur für Laien schwierig, sondern auch für manchen psychiatrisch unerfahrenen Therapeuten. Für neurotisch-reaktive Formen sprechen von Tag zu Tag wechselnde Stimmungen, erkennbare Gefühlsausdrücke wie Weinen sowie als Ursache Konflikte oder nicht verarbeitete Verluste. Für eine endogene Depression sprechen anhaltende Niedergeschlagenheit und Hemmungen über Tage und Wochen, eine versteinerte Miene und eine erbliche Belastung. Charakteristisch sind zudem Schlafstörungen mit Früherwachen und Morgentief sowie eine Appetitstörung mit Gewichtsabnahme. Es können auch psychotische Symptome wie in Kapitel 1.2.3 beschrieben hinzutreten. Als Auslöser kommen typischerweise Überforderungssituationen bei gewissenhaften, leistungsorientierten Persönlichkeiten in Frage.
Bei den reaktiven und neurotischen Depressionsformen sind psychotherapeutische Behandlungen prinzipiell erfolgversprechend, wobei je nach Charakter, Situation, Ausprägung der Symptomatik und Ausbildung des Therapeuten mehr stützende, konfliktzentrierte oder lern- und verhaltens-

therapeutische Verfahren eingesetzt werden. Eine Psychotherapie ist bei einem endogen Depressiven erst nach Abklingen der akuten Episode sinnvoll. Sie hätte dann das Ziel, krankheitsauslösende Faktoren besser erkennen und bewältigen zu können. Zu einem früheren Zeitpunkt wäre der Patient aufgrund der Hemmung seines Denkens und Handelns mit den Anforderungen einer Psychotherapie überfordert. Zudem bestünde die Gefahr, dass die Anregungen des Therapeuten zur Selbstreflexion bei ihm dazu führen, dass er sich nur selbst die Schuld an seiner Erkrankung gibt, was ihn in seiner Überzeugung von der eigenen Minderwertigkeit bestärken würde. Um eine Psychotherapie nutzen zu können, sollte der Betreffende grundsätzlich dazu in der Lage sein, an sich selbst und an den anderen nicht nur Negatives sondern auch Wertvolles zu erkennen.

1.2.2 Ängste

Wie in Kapitel 1.1 besprochen, ist nicht jede Angst behandlungsbedürftig. Ängste sind vielgestaltig und kommen bei unterschiedlichen Erkrankungsformen vor. Typischerweise sind sie mit Herzrasen, Schwindel, Schwitzen und Zittern verbunden. Einer Psychotherapie gut zugänglich sind die Phobien, also Ängste vor bestimmten Situationen oder Objekten. Voraussetzung ist allerdings die Bereitschaft, sich den Ängsten auszusetzen. Am häufigsten kommt die »Agoraphobie« vor, bei der nicht nur weite Plätze (»agora« hieß der Marktplatz im alten Griechenland) vermieden werden, sondern auch Geschäfte und öffentliche Verkehrsmittel. Unbehandelt neigen solche Ängste dazu, sich auszubreiten, bis schließlich die eigene Wohnung entweder gar nicht mehr oder nur noch in Begleitung verlassen werden kann. Ursächlich können zum Beispiel Befürchtungen, den Partner zu verlieren, eine Rolle spielen. Auch soziale Ängste können auf Dauer zu ähnlichen Einschränkungen führen.

Langwieriger und schwerer zu behandeln sind Ängste, die unabhängig von bestimmten Situationen mehr oder weniger anhaltend vorhanden sind; man nennt sie daher »Generalisierte Angststörungen«. Aufgrund eines hohen Anspannungsniveaus ist es günstig, Psychotherapie mit Entspannungsverfahren und eventuell sogar mit Medikamenten zu kombinieren. Bei Panikattacken, also kurz andauernden, situationsunabhängig auftretenden Angstanfällen, findet sich manchmal kein konkreter Auslöser, was die Motivation zu einer Psychotherapie hemmen kann.

1.2.3 Psychosen

Ängste können auch bei Psychosen auftreten. Das sind Erkrankungen, bei denen die Realitätswahrnehmung gestört ist. Bei den affektiven Psychosen, das heißt Gemütserkrankungen, also Depressionen und Manien, ist vor allem die eigene Selbstwahrnehmung gestört. Typisch für einen psychotisch-depressiv Erkrankten sind unkorrigierbare und wider alle Vernunft bestehende Überzeugungen, ein schweres Verbrechen begangen zu haben (»Schuldwahn«), an einer unheilbaren Krankheit wie zum Beispiel Alzheimer zu leiden (»hypochondrischer« oder »Krankheitswahn«) oder völlig verarmt zu sein (»Verarmungswahn«). In der Manie werden die eigenen Fähigkeiten maßlos überschätzt, was zu hochfliegenden Plänen Anlass gibt (»Größenwahn«). Bei schizophrenen Psychosen wird vor allem die Außenwelt verändert erlebt, und zwar meist als bedrohlich. Häufig besteht die irrige Überzeugung, von anderen Menschen verfolgt, beobachtet, abgehört oder zum Beispiel durch Gase bedroht zu werden. Man spricht dann von einem paranoiden Wahn. Auch real nicht vorhandene Stimmen vermeintlicher Verfolger können wahrgenommen werden (akustische Halluzinationen). Die Behandlung gehört in fachärztliche Hand, eine Psychotherapie kann nach abgeklungener Symptomatik zur Verhütung bzw. Abschwächung weiterer Krankheitsepisoden sinnvoll sein, sollte aber den mit solchen Erkrankungen erfahrenen Therapeuten vorbehalten bleiben. Die Ziele einer Psychotherapie wären in solchen Fällen weniger analytischer als vielmehr »synthetischer« Art, mit anderen Worten: Es ginge nicht um Aufdeckung und Durcharbeitung unbewusster Konflikte, sondern um Hilfestellung bei der Bewältigung der aktuellen Probleme im Alltag und bei den Einschränkungen durch die Erkrankung (sogenannte »supportive Psychotherapie«). Eine Kombination mit Medikamenten (»Neuroleptika«) ist in der Regel nötig.

1.2.4 Somatoforme Störungen

Vor einem besonderen Problem stehen Patienten, wenn sie unter anhaltenden Schmerzen, Missempfindungen oder anderen körperlichen Beschwerden leiden, ohne dass die Haus- und Fachärzte eine organische Erklärung finden können. Der Kranke fühlt sich in seinem Leid oft nicht Ernst genommen, denn die Beschwerden hat er ja wirklich. Folglich drängt er auf immer speziellere Untersuchungen. Wenn sie für ihn keine Klärung bringen oder der Arzt weitere Untersuchungen als sinnlos ablehnt, wird er eher an der Sorgfalt des Arztes und der Genauigkeit der Untersuchungen zweifeln als an der organischen Ursache der Symptome. Enttäuscht und verärgert bricht er möglicherweise den Kontakt zum Arzt ab und sucht den nächsten Spezialisten auf. So dauert es viele Jahre, bis die Diagnose einer somatoformen Störung gestellt werden kann und er den Weg zu einem Psychotherapeuten findet. Da Schmerzen häufig zur Symptomatik gehören, hat er bis dahin viele verschiedene Schmerzmittel bis hin zu Morphinpräparaten erhalten, die – wenn überhaupt – nur für kurze Zeit helfen. Dosissteigerung mit der Gefahr von Abhängigkeit und Organschäden können die Folge sein. Viele wissen nicht, dass sich die Wirkung von Schmerzmitteln auf Dauer sogar umkehren kann und diese dann erst recht zu Schmerzen, vor allem zu Kopfschmerzen, führen können (»Analgetika-Schmerz«). Je länger die Symptome dauern, desto schwieriger ist eine psychotherapeutische Behandlung, denn zum einen sind die über Jahre erworbenen Anpassungs- und Schonhaltungen schwer zu korrigieren, zum anderen spielen bei der Chronifizierung auch neurobiologische Prozesse eine Rolle (»Schmerzgedächtnis«). Der Erfolg einer Psychotherapie hängt dann wesentlich davon ab, ob der Patient bereit ist, auf weitere körperliche Untersuchungen zu verzichten und Lebensprobleme als Ursache seiner Beschwerden zumindest für möglich zu halten und zu reflektieren. Oft spielen beim Schmerz unterdrückte Aggressionen eine Rolle. Physikalische Behandlungsmaßnahmen und Entspannungsverfahren, gegebenenfalls auch Biofeedback, stellen sinnvolle Ergänzungen dar.

Mit diesem Erkrankungsbild nicht zu verwechseln sind die psychosomatischen Störungen im engeren Sinne. Dabei handelt es sich um internistische Erkrankungen mit nachweisbaren vorübergehenden oder anhaltenden Organschäden wie »Asthma bronchiale«, »Morbus Crohn« oder »Colitis ulcerosa«. Eine Psychotherapie kann im Intervall sinnvoll sein, bei akuter Symptomatik sollte sie aber unterbrochen werden.

1.2.5 Zwänge

Zwänge mit entsprechenden Einschränkungen im Alltag sind vergleichsweise selten. Man unterscheidet Zwangshandlungen (wie »Wasch«-, »Putz«- oder »Kontrollzwänge«), Zwangsgedanken (Wiedergutmachung »böser Gedanken« durch eine Art magischer Beschwörungsformeln, zum Beispiel durch Zählen) und Zwangsimpulse (etwa die Angst, beim Anblick eines Messers das eigene Kind erstechen zu müssen). In einer Psychotherapie geht es ähnlich wie bei den Phobien um eine Konfrontation mit den Zwangssymptomen. Oft spielt uneingestandene Wut eine Rolle, die bekämpft wird, bevor sie ins Bewusstsein tritt. Das Zwangssymptom kann entweder als Ausdruck der Abwehr (Waschen, Putzen, Kontrollieren) oder des Abgewehrten (Ablehnung des eigenen Kindes) verstanden werden. Zwangshandlungen sind grundsätzlich besser zu behandeln als Zwangsgedanken oder Zwangsimpulse. Eine Kombination mit Medikamenten (zum Beispiel mit Serotoninwiederaufnahmehemmern, abgekürzt SSRI) kann den Erfolg einer Psychotherapie steigern.

1.2.6 Abhängigkeit

Auch bei Alkohol- und Tablettenabhängigkeit kann eine Psychotherapie nützlich sein, allerdings erst nach erfolgreicher Entgiftung. Diese muss in der Regel in einer Klinik durchgeführt werden. Danach kann dem Patienten als Ersatz für das Suchtmittel die Zuwendung und Hilfe eines Therapeuten angeboten werden. Die Abstinenzforderung entspricht in etwa der Forderung an die Zwangskranken, ihren Zwängen in bestimmten vorbesprochenen Übungssituationen nicht nachzugeben und die daraus entstehenden Ängste auszuhalten. So hat der Suchtkranke in der Therapie zu lernen, unangenehme Gefühle nicht mehr zu betäuben, sondern auszuhalten und auf eine schnelle Befriedigung seiner Bedürfnisse zu verzichten. Es hat sich gezeigt, dass hier auch begleitende Selbsthilfegruppen nützlich sind. Ähnliches gilt auch für die nicht-stoffgebundenen Süchte wie »Kaufsucht«, »Spielsucht«, »Internetsucht«, »Sexsucht« und so weiter. Letztlich gibt es wohl kaum etwas, das nicht zur Sucht, das heißt zu exzessivem Verhalten mit Vernachlässigung von Pflichten und Kontakten, entarten kann.

1.2.7 Essstörungen

Essstörungen können insofern als Zeitkrankheiten betrachtet werden, als das Schönheitsideal der Gesellschaft und der Überfluss an Nahrung eine wesentliche Rolle spielen. In Notzeiten und in Entwicklungsländern gibt es keine Magersucht. Betroffen sind vor allem pubertierende Mädchen, die vor der Frauenrolle zurückschrecken. Es gibt leichte Formen, die sich nach 1–2 Jahren von selbst wieder verlieren. Bei schweren Formen oder bei einem Fortbestehen im Erwachsenenalter sollte eine psychotherapeutische Behandlung angestrebt werden. Die gegenteilige Symptomatik, das übermäßige Essen mit der Folge des Übergewichts (»Adipositas«), sollte möglichst frühzeitig durch diätetische Maßnahmen korrigiert werden. Später sind Gewichtsreduktionsprogramme, wie sie an manchen Kliniken angeboten werden, und Selbsthilfegruppen nützlich (zum Beispiel »Overeaters Anonymus«, abgekürzt OA), gegebenenfalls auch eine Kur in einer psychosomatischen Fachklinik (vgl. dazu Kap. 10). Um einem Rückfall in alte Essmuster vorzubeugen, kann im Anschluss eine Psychotherapie, zum Beispiel in einer Gruppe, hilfreich sein.

1.2.8 Borderline-Störungen

Schließlich soll noch auf die heterogene Gruppe der Borderline-Störungen hingewiesen werden. Der Begriff »Borderline« (auf deutsch »Grenzfall«) weist darauf hin, dass kurzzeitig psychotische neben nicht-psychotischen Symptomen vorkommen können. Menschen mit dieser Erkrankung erleben oft in abruptem Wechsel intensive Gefühle von Enttäuschung, Traurigkeit, innerer Leere, Wut oder Hass, aber auch von Glück und Liebe. Die Intensität kommt dadurch zustande, dass Gefühle in Reinkultur, das heißt ohne Beimischung anderer Empfindungen auftreten. Die Menschen neigen dazu, impulshaft auf diese Zustände zu reagieren, zum Beispiel mit Selbstverletzungen, Beziehungsabbrüchen oder Betäubung durch Alkohol oder Drogen. Auch Essstörungen können in diesem Rahmen vorkommen. Bei krisenhaften Zuspitzungen kann zunächst eine akutpsychiatrische Behandlung notwendig sein. Eine längerfristig angelegte psychotherapeutische Behandlung ist grundsätzlich empfehlenswert, bedarf aber therapeutischer Erfahrung. Eine speziell für diese Patientengruppe entwickelte Therapieform ist die »dialektisch-behaviorale« Therapie, abgekürzt DBT, bei der Elemente verschiedener Therapieschulen integriert sind. Sie wird sowohl auf Spezialstationen in manchen Kliniken angeboten als auch von bestimmten niedergelassenen Therapeuten. Modifizierte Behandlungstechniken sind in ähnlicher Weise von tiefenpsychologisch arbeitenden Therapeuten entwickelt worden.

Wer Genaueres zu einem der genannten Krankheitsbilder erfahren möchte, findet im Anhang entsprechende Empfehlungen zum Weiterlesen.
Eingangs war die Rede von Konflikten im Normalbereich. Wiederholen sich bestimmte Erlebnisse des Scheiterns scheinbar schicksalhaft wie in der griechischen Tragödie, so kann eine psychotherapeutische Klärung und Stützung zur Vorbeugung ängstlicher oder depressiv-resignativer Reaktionen sinnvoll sein. Ich denke hier zum Beispiel an Patientinnen, die sich als Lebenspartner immer wieder Alkoholiker suchen, von denen sie sich dann ausnutzen und schlagen lassen, oder an Patienten, die an jedem neuen Arbeitsplatz nach kurzer Zeit wieder anecken. Doch bis zu dem Entschluss, einen Therapeuten aufzusuchen, kann viel Zeit vergehen, nämlich im Durchschnitt sieben Jahre (vgl. Meyer et al. 1991). Bis dahin versuchen die meisten, das Problem auf anderem Wege aus der Welt zu schaffen. Vielleicht bemühen sie sich zunächst, es zu ignorieren, dann vertrauen sie sich einem anderen Menschen an, studieren Ratgeberliteratur, durchforsten das Internet oder suchen nach Ablenkung und Entspannung mittels Sport oder Yoga, aber auch mit Hilfe von Medikamenten oder Alkohol. Nicht selten resultiert daraus eine zweite Erkrankung, nämlich eine Abhängigkeit. Schließlich suchen viele Betroffene einen Arzt auf, lassen sich krankschreiben und beantragen gegebenenfalls eine Kur.

2 Welche psychotherapeutischen Verfahren gibt es?

Im Psychotherapeutengesetz wird der wissenschaftliche Nachweis der Wirksamkeit gefordert. Von den Krankenkassen werden seit 1967 die »analytische Psychotherapie« und die »tiefenpsychologisch fundierte Psychotherapie« anerkannt, seit 1987 zusätzlich die »Verhaltenstherapie«. Seit 40 Jahren kann Psychotherapie also auf Antrag von den Krankenkassen finanziert werden. Dieser Beschluss des Bundesausschusses der Ärzte und Krankenkassen war damals weltweit einmalig. Aber wie kam es überhaupt dazu?

Bereits 1918 mahnte Freud auf dem Budapester Kongress das Gewissen der Gesellschaft im Hinblick auf das Recht der Armen auf unentgeltliche Psychotherapie an. 1920 wurde dann in Berlin mit Stiftungsgeldern des Psychoanalytikers Max Eitingon die Berliner Psychoanalytische Poliklinik gegründet. Mit der Weltwirtschaftskrise 1929 brach die finanzielle Basis zusammen. Ab 1933 emigrierten viele Psychoanalytiker aus Deutschland, da die Psychoanalyse von den Nationalsozialisten als jüdisch gebranntmarkt wurde. Die nicht emigrierten Psychoanalytiker waren ab 1936 im »Deutschen Institut für Psychologische Forschung und Psychotherapie« (»Reichsinstitut«) zusammengeschlossen. Die Mitglieder Werner Kemper und Harald Schultz-Hencke, beide keine NSDAP-Mitglieder, gründeten 1946 mit Unterstützung der Versicherungsanstalt Berlin und der Zustimmung der Alliierten das »Zentralinstitut für Psychogene Erkrankungen«, welches 1957 in die Trägerschaft der AOK Berlin überging und seitdem »AOK-Institut für Psychogene Erkrankungen« heißt. Der damaligen Leiterin Annemarie Dührssen ist es gelungen, die generelle Wirksamkeit von Psychotherapie nachzuweisen. Auf dieser Grundlage kam es zu dem genannten Beschluss von 1967, der eine unentgeltliche Behandlung für die gesetzlich Versicherten ermöglichte.

Um den Erfolg von Psychotherapie zu belegen, verwandte Dührssen keine komplizierten Statistiken. Sie zählte einfach die Krankenhausbehandlungstage der Patienten in den letzten 5 Jahren vor einer Psychotherapie an ihrem Institut und in den 5 Jahren nach der Therapie (Dührssen und Jorswieck 1965). Bei den psychotherapeutisch behandelten Patienten gingen die Krankenhaustage von 25 auf 5 zurück, bei einer unbehandelten Vergleichsgruppe, der kein Psychotherapieplatz vermittelt werden konnte, blieben sie gleich. Die Krankenhaustage der Psychotherapiepatienten lagen sogar noch um die Hälfte niedriger als bei dem Durchschnitt einer Gruppe psychisch gesunder AOK-Versicherter (10–11 Tage). Dabei fiel nicht ins Gewicht, dass genauere Angaben zu Diagnosen, Behandlungsdauer, Art der Verbesserungen und differenziellen Therapieeffekten fehlten. Sicher kann man auch kritisch fragen, ob sich Krankenkassendaten überhaupt als Erfolgskriterium eignen. Doch der Erfolg gab ihr Recht. In einer Nachfolgestudie (1986) fand Dührssen eine Halbierung der Krankenhaustage und einen Rückgang der Krankschreibungen von 32 Tagen auf 8 Tage pro Jahr.

Zum besseren Verständnis sollen die genannten Psychotherapie-Methoden kurz beschrieben werden. Der Begründer der »analytischen Psychotherapie« ist Sigmund Freud. Auch die »tiefenpsychologisch fundierte Psychotherapie« ist von seiner Krankheitstheorie abgeleitet. Freud verstand das Symptom als Kompromissbildung zwischen Wunsch und Abwehr. Die nicht bewältigten Konflikte sollen sich in der Beziehung zum Psychoanalytiker zeigen und auf diese Weise bewusst gemacht und bearbeitet werden. Um die Phantasiebildung zu erleichtern und die erwünschte, sogenannte »Übertragung« der Gefühle auf den Analytiker zu fördern, soll der Analysand liegend behandelt werden und keinen Blickkontakt zum Analytiker haben. Dieser sitzt deshalb am Kopfende der Couch. Die anfangs stark auf Konflikte der Triebentwicklung eingeengte Krankheitstheorie wurde später um den Bereich des Selbstwerterlebens erweitert sowie um eine Psychologie, die die Bedeutung der Vorstellungsbilder, die sich das Kind einst von den Eltern machte, beschreibt. Die psychoanalytische Therapie ist also an der Vergangenheit orientiert und zielt darauf ab, den Einfluss der unbewussten Konflikte auf das aktuelle Erleben und Verhalten bewusst zu machen.

Im Vergleich dazu liegen die Unterschiede der »tiefenpsychologisch fundierten Psychotherapie« in einer sehr viel niedrigeren Stundenzahl und Stundenfrequenz. Zudem liegt man nicht auf der Couch, sondern sitzt dem Therapeuten gegenüber. Der Therapeut verhält sich aktiver, hilft dabei, Gefühle in Worte zu fassen, gibt Kommentare, eventuell sogar Ratschläge und arbeitet insgesamt stärker problemzentriert. Er spricht weniger über das direkte Verhältnis zum Patienten als über dessen Beziehungen zur Familie, zum Partner und zu Berufskollegen.

Die »Verhaltenstherapie« gründet auf den Ergebnissen der empirischen Psychologie, die mit der Erforschung von Reflexen und Konditionierungen begann. Inzwischen sind die Lernvorgänge bei der Entstehung von Gefühlen, Einstellungen, Verhaltensweisen und begleitenden körperlichen Reaktionen gut untersucht. Auf dieser Basis hat die Verhaltenstherapie eine Vielzahl spezifischer Behandlungskonzepte entwickelt. Sie sollen dem Patienten dabei helfen, krankhafte Formen der Problembewältigung wieder zu verlernen. Der Verhaltenstherapeut klärt über die Art und Auslösefaktoren der Symptomatik, zum Beispiel der Angst, auf, regt zur Selbstbeobachtung an, führt mit dem Patienten Übungen durch oder leitet ihn dazu an und gibt Hausaufgaben. Bei Depressionen fördert er die Entwicklung der Genussfähigkeit und ermutigt zur Änderung ungünstiger Denkgewohnheiten. Diese Methode ist vorwiegend zukunftsorientiert und zielt auf Verhaltensänderungen ab.

Der Umfang der erstattungsfähigen Stundenzahl unterscheidet sich bei den einzelnen Psychotherapieverfahren. Für Verhaltenstherapie können zunächst 25 Stunden beantragt werden mit 2 Verlängerungsmöglichkeiten auf 45 und auf 80 Stunden. Bei der tiefenpsychologisch fundierten Psychotherapie gibt es ebenfalls die Möglichkeit der Kurzzeittherapie mit 25 Stunden, Verlängerungen auf 50 und auf 100 Stunden sind möglich. Die analytische Psychotherapie ist eine Langzeittherapie, es werden gleich 160 Stunden beantragt mit der Option einer Verlängerung auf 300 Stunden. Die Verlängerungen sollten rechtzeitig, das heißt mindestens 6 Wochen vor Ablauf der bewilligten Stundenzahl erfolgen. Eine Stunde umfasst 50 Minuten, die Sitzungsfrequenz in der analytischen Psychotherapie ist 2- bis 3-Mal, selten 4-Mal pro Woche, bei der Verhaltenstherapie und der tiefenpsychologischen Therapie wird in der Regel einmal pro Woche ein Termin vereinbart, eventuell gegen Ende der Behandlung nur noch alle 2 Wochen.

Zahlenmäßig spielt die analytische Psychotherapie keine große Rolle mehr. Sie wird nur noch bei etwa 6 Prozent der Behandlungen durchgeführt. Tiefenpsychologisch fundierte Psychotherapie und Verhaltenstherapie werden dagegen jeweils bei knapp der Hälfte der Patienten angewandt (vgl. Rüger 2007).

Die Bewertung der Stärken und Schwächen der Methoden hängt wesentlich von den individuellen Erwartungen und Zielvorstellungen ab. Was dem einen als Vorzug erscheint, zum Beispiel die starke Orientierung am Symptom in der Verhaltenstherapie, bedeutet für den anderen eine Beschränkung. Bevor wir den Vergleich der beiden Therapierichtungen im Hinblick auf ihre Wirksamkeit im nächsten Kapitel fortsetzen, werfen wir einen Blick auf andere Therapieverfahren.

Andere Methoden haben zunächst den Nachteil, dass sie von den Krankenkassen nicht finanziert werden. Das bedeutet jedoch nicht, dass sie nicht wirksam sind. Die »Gesprächstherapie« hat ihre Wirksamkeit beispielsweise in Studien belegt. Therapeuten dieser Richtung arbeiten wie ein Spiegel, der dem Patienten seine Äußerungen in klärender oder fragender Form zurückgibt. Dabei wird der Patient zur Wahrnehmung der begleitenden Gefühle angeregt. Die therapeutische Haltung ist durch Ehrlichkeit und Wertschätzung geprägt.

Viele Therapien werden vornehmlich in Gruppen durchgeführt, wie zum Beispiel das »Psychodrama«, bei dem Konflikte szenisch dargestellt werden. Unabhängig von allen Wirksamkeitsnachweisen wird dieses Verfahren an vielen Kliniken wie auch an derjenigen, an der ich arbeite, mit sehr gutem Erfolg eingesetzt. Die Patienten berichten immer wieder, wie wichtig ihnen diese Therapieform ist. Gleiches gilt für »Kreativtherapien« wie »Musiktherapie«, »Tanz- und Bewegungstherapie«, »Kunst«- und »Gestaltungstherapie«. Sie sind weder vorwiegend an der Vergangenheit orientiert, wie die psychoanalytischen Verfahren, noch an der Zukunft, wie die Verhaltenstherapie, sondern sind auf das aktuelle Erleben und damit vor allem auf die Gegenwart bezogen.

Eine flexible Form des Gesprächs ist die »supportive Therapie«. Je nach Situation und Bedarf treten klärende, konfliktzentrierte, aufklärende oder stützende Elemente in den Vordergrund. Auch Dauer und Frequenz können variieren, oft werden 20- bis 30-minütige Sitzungen vereinbart.

In der »Ergotherapie«, zu deutsch »Werk-« oder »Beschäftigungstherapie«, wird mit verschiedenen Materialien wie Ton, Speckstein, Holz,

Farben und Peddigrohr gearbeitet, in der »Soziotherapie« geht es um gemeinsames Kochen, Lesen, Filme schauen oder gemeinschaftliche Ausflüge. Beide Therapien fördern Konzentration, Kommunikation und den Austausch untereinander. Ihre Bedeutung beschränkt sich nicht mehr nur auf Kliniken, denn inzwischen sind auch ambulante Verordnungen möglich. Das kommt allerdings eher bei chronisch-psychiatrischen Erkrankungen in Betracht.

Auch Entspannungsverfahren werden bei vielen Erkrankungen mit Ängsten, Erschöpfung und Schmerzen erfolgreich eingesetzt. Verbreitet sind vor allem die »Progressive Muskelentspannung« nach Jacobson und das »Autogene Training«. Sie werden nicht nur in Kliniken häufig angeboten, sondern regelmäßig auch an Volkshochschulen oder von niedergelassenen Ärzten. In der Weiterbildung zum Facharzt für Psychiatrie und Psychotherapie sind sie ein fester Bestandteil. Bei Menschen mit akuten Psychosen oder endogenen Depressionen ist allerdings von dem Einsatz abzuraten. Sie können kaum entspannen und würden nur einen weiteren Misserfolg erleben oder gar mit Ängsten reagieren. Bei einer »Hypnose« wird ein ähnlicher Entspannungszustand wie beim Autogenen Training induziert und vom Therapeuten für Suggestionen genutzt, die in der Regel zuvor mit dem Patienten besprochen wurden. Eine Entspannung mit gezielter Beeinflussung bestimmter Muskelgruppen oder vegetativer Begleitreaktionen lässt sich auch mit Hilfe des »Biofeedback« erreichen, so dass es gerne zur psychologischen Schmerzbehandlung angewandt wird. Der Muskeltonus, Blutdruck, die Atmung und der Puls werden dem Patienten durch ein entsprechendes Gerät optisch oder akustisch zurückgemeldet (engl. »feedback« = Rückmeldung). Dadurch erhält der Patient ein Gefühl dafür, wie er sich am besten entspannen kann und Schmerzen vermeidet.

3 Welche Psychotherapie ist die beste?

Wir kommen zur dritten Forderung des Gesetzgebers: Psychotherapie soll die psychischen Auswirkungen feststellen und heilen oder zumindest lindern. Damit sind zwei Fragen verbunden:

- Ist eine psychotherapeutische Methode wirksamer als eine andere?
- Ist Psychotherapie bei bestimmten Problemlagen oder Erkrankungen wirksamer als bei anderen?

3.1 Gibt es generelle Unterschiede in der Wirksamkeit?

Die Antwort auf diese Frage lautet kurz gesagt: Nein. Die drei zugelassenen Therapieverfahren sind in etwa gleich wirksam, nämlich durchschnittlich bei fast 4 von 5 Patienten. Das haben die neueren Psychotherapie-Studien übereinstimmend ergeben (vgl. Orlinsky 2003; Berns 2006). Das muss überraschen. Die Psychoanalyse gerät bei diesem Befund unter einen Rechtfertigungsdruck. Denn warum soll jemand 300 Stunden über sich sprechen, wenn er mit 50 oder 100 Stunden dasselbe erreichen kann?

In verschiedenen Studien zu Langzeitpsychoanalysen versucht man zu zeigen, dass deren Nutzen über eine bloße Symptomreduktion hinausgeht und zu positiven Veränderungen der Gesamtpersönlichkeit führt. So hat Rudolf (2001) in 60 Prozent der Fälle Reifungsprozesse der Persönlichkeit (sogenannte strukturelle Veränderungen) nachgewiesen. Das kann zum Beispiel bedeuten, dass man besser in der Lage ist, sich in andere hineinzuversetzen und eigene Impulse von Ärger und Wut zu kontrollieren.

Wie kann es überhaupt sein, dass die psychoanalytischen und die verhaltenstherapeutischen Verfahren gleich wirksam sind, wo doch die Therapeuten mit ganz unterschiedlichen Techniken arbeiten? Ist es denn egal, ob über eine »Deutung« oder eine »Übung« gesprochen wird? »Nein, nicht ganz, aber fast«, würde ein Psychotherapieforscher antworten. Die Wirkung ist zwar verschieden, doch dieser Unterschied hebt sich über die gesamte Therapiedauer fast auf. Unter den Forschern besteht Einigkeit, dass das, was in einer Psychotherapie wirkt, zu gut 90 Prozent unspezifische, allen Verfahren gemeinsame Faktoren sind. Zu diesen Wirkfaktoren zählen vor allem das Vertrauen des Patienten sowie das des Therapeuten in die psychotherapeutische Methode. Ebenfalls sehr wichtig ist die Qualität der Beziehung zwischen Behandelndem und Patient. Als weitere Einflussfaktoren wurden die Einfühlungsfähigkeit des Therapeuten und seine Persönlichkeit, ein mit dem Patienten geteiltes Weltbild und gegenseitige Wertschätzung gefunden. Nur zu etwa 8 Prozent sollen die speziellen Wirkfaktoren wie Deutungen in den psychoanalytischen Verfahren oder Übungsbehandlungen in der Verhaltenstherapie die Wirksamkeit erklären.

Überträgt man diese Ergebnisse auf die Organmedizin, so erscheinen sie absurd. Stellen Sie sich vor, der Erfolg einer Operation hinge von Ihrem Vertrauen in die Methode des Chirurgen ab. Doch der Vergleich hinkt. In einem wesentlichen Punkt unterscheidet sich der Patient im Operationssaal von einem Psychotherapiepatienten: in der Mitarbeit. Eine Operation kann der Kranke nur passiv über sich ergehen lassen – als Patient also im wörtlichen Sinne, bei einer Psychotherapie muss er selbst aktiv werden. Deren Erfolg hängt nämlich ganz wesentlich von der Mitarbeit und der Veränderungsbereitschaft des Patienten ab.

Dass die Psychotherapieverfahren so wenig spezifisch wirken, heißt jedoch nicht, dass die einzelne Intervention des Therapeuten keinen spezifischen Effekt hätte. Eine klare und überzeugende Deutung, zum richtigen Zeitpunkt gegeben, bewirkt beim Patienten Klarheit und gibt den Gefühlen Form und Sinn. Eine erfolgreich bewältigte verhaltenstherapeutische Übung gibt dem Patienten Sicherheit und Selbstvertrauen. Langsames, tiefes Durchatmen als Teil einer Entspannungsübung vermindert Angstgefühle. Der Hinweis des Therapeuten auf ungünstige Milieufaktoren oder körperliche Ursachen der psychischen Symptomatik kann von Schuldgefühlen befreien. Auf diese Weise kann sich auch eine bloße Symptomlinderung oder die Bewältigung eines einzelnen Problems, etwa im Rahmen einer Kurzzeitpsychotherapie, günstig auf die gesamte Person auswirken.

Nicht ohne Grund finden sich dieselben psychotherapeutischen Techniken bei verschiedenen Verfahren wieder. So sind Übungen nicht nur in der Verhaltenstherapie von Bedeutung, sondern auch in psychoanalytischen Behandlungsverfahren. Bereits Freud stellte 1919 fest: »Man wird kaum einer Phobie Herr, wenn man abwartet, bis sich der Kranke durch die Analyse bewegen lässt, sie aufzugeben« (Freud 1919, S. 247). Deutungen werden nicht nur in den psychoanalytischen Verfahren, sondern auch in systemischen Therapien gegeben. Die sogenannte »paradoxe Intention« findet sich sowohl in der »kognitiven Verhaltenstherapie« als auch in der »Logotherapie« von Viktor Frankl. Im Übrigen muss bedacht werden, dass psychische Störungen häufig nicht isoliert auftreten, so dass schon aus diesem Grunde der Einsatz verschiedener therapeutischer Techniken notwendig sein kann.

Für welche Richtung sollen Sie sich aber nun entscheiden, wenn die Methoden etwa gleich wirksam sind? Das hängt ganz wesentlich von Ihnen selbst ab, das heißt, von Ihren Vorannahmen und Fähigkeiten. Jeder muss die Methode suchen, die zu ihm passt. Wer sich für psychoanalytische Verfahren entscheidet, sollte gegenüber einem Krankheitsmodell offen sein, in dem die Symptomatik als Folge eines gegenwärtig aktivierten frühkindlichen Konfliktes verstanden wird. Das setzt eine hohe Bereitschaft zur Selbstreflexion voraus. Der Patient sollte primär an einem Verständnis seiner Symptomatik interessiert sein. Dem gegenüber ist derjenige, der sich für Verhaltenstherapie entscheidet, vor allem an einer schnellen Veränderung seiner Symptome oder störenden Verhaltensweisen interessiert. Dies setzt die Bereitschaft zu Übungen und Hausaufgaben voraus.

Bei diesen Hinweisen sollten Sie berücksichtigen, dass Ihnen nicht eine Methode, sondern ein Mensch aus Fleisch und Blut gegenübersitzt, jemand mit einer besonderen Ausstrahlung und bestimmten Eigenschaften. Ihr Eindruck von ihm ist von großer Bedeutung, im Zweifel sogar wichtiger als Ihre Meinung zu seiner Methode.

Grundsätzlich kann man feststellen, dass sich die ehemals feindlichen Brüder Psychoanalyse und Verhaltenstherapie nicht mehr bekämpfen, sondern sich gegenseitig größtenteils anerkennen. An vielen Kliniken wie auch an derjenigen, an der ich arbeite, werden den Patienten sowohl psychoanalytische als auch verhaltenstherapeutische Behandlungsangebote von entsprechend ausgebildeten Therapeuten gemacht. Theoretisch wurden bereits methodenübergreifende Konzepte entwickelt bis hin zu einer vereinheitlichenden Theorie einer allgemeinen Psychotherapie. Allerdings würde es eine enorme Verarmung an Möglichkeiten bedeuten, wenn es am Ende nur noch eine am Reißbrett nach wissenschaftlichen Normen entwickelte Standardbehandlung gäbe. Denn was könnte man denen anbieten, die auf diese Therapie nicht ansprechen? Im Übrigen ginge die in den anderen Verfahren enthaltene Kreativität, Spontaneität und Weisheit verloren.

3.2 Gibt es Unterschiede in der krankheitsspezifischen Wirksamkeit?

Bisher suchten wir nach Unterschieden in der Wirksamkeit der verschiedenen Methoden unabhängig von der zu behandelnden Symptomatik. Jetzt soll die Art der Erkrankung miteinbezogen werden. Eignet sich die Verhaltenstherapie für einige Erkrankungen besser als die psychoanalytischen Verfahren oder umgekehrt? Auch hier ist die Antwort, von wenigen Ausnahmen abgesehen: Nein. Daraus folgt, dass die Art der Erkrankung nicht das Hauptkriterium für die Wahl der Psychotherapierichtung darstellt. Auch dieser Befund steht wieder im krassen Gegensatz zu unserem gewohnten kausalmedizinischen Denken. Wenn als Ursache einer Depression eine Schilddrüsenunterfunktion vorliegt, so ist es selbstverständlich, dass eine wirksame Behandlung an der Ursache ansetzt, das heißt in diesem Fall, dass Schilddrüsenhormone gegeben werden. Damit sollte die Depression abklingen. Werden als Ursache einer Depression aber Partnerschaftsschwierigkeiten infolge einer zu engen Bindung an die Mutter festgestellt, so heißt das noch lange nicht, dass in diesem Fall psychoanalytisch orientierte Therapieverfahren wirksamer wären als verhaltenstherapeutische. Warum ist das so? Das liegt daran, dass Psychotherapie nicht auf Krankheitsursachen wirkt wie in der Organmedizin, sondern auf die ganze Person. Patienten sind nicht einfach passive Träger bestimmter psychischer Störungen. Sie sind Personen, die ihren Zustand erleben, sich darauf einstellen, in bestimmter Weise damit umgehen, ihm Bedeutungen zuschreiben, in der Behandlung mitarbeiten oder ihr Widerstand leisten. Sie haben verschiedene Temperamente und Charaktereigenschaften wie auch verschiedene Lebensgeschichten. Umgekehrt sind auch die Therapeuten nicht nur Anwender bestimmter Techniken, die Deutungen verabreichen wie ein Medikament, sondern sie versuchen, ihre Therapie individuell auf den Patienten abzustimmen

Die Forschung ist noch nicht so weit, dass sie aus dem Charakter des Patienten gesicherte Empfehlungen in Bezug auf eine bestimmte Psychothe-

rapierichtung aussprechen kann. So zeigt zum Beispiel die Erfahrung, dass es Patienten mit großem Unabhängigkeitsbedürfnis oft schwerer fällt, sich auf feste Strukturen mit Übungen und vorgegebenen Hausaufgaben, wie in der Verhaltenstherapie üblich, einzulassen. Ansonsten bleibt vieles der Intuition von Patient und Therapeut überlassen. Die früher verbreitete Annahme, dass das Geschlecht des Therapeuten einen Einfluss auf den Behandlungserfolg hat, ließ sich nicht bestätigen. Allerdings spielt im Sinne einer guten Arbeitsbeziehung der Wunsch des Patienten eine nicht unwichtige Rolle. So ist zum Beispiel das Anliegen einer Patientin möglichst zu berücksichtigen, wenn sie nach Gewalt- oder Missbrauchserfahrung durch einen Mann eine Therapeut*in* sucht. Ebenso wenig hat die ethnische Zugehörigkeit des Therapeuten direkten Einfluss auf den Erfolg einer Psychotherapie. Dennoch kann es einer Patientin bei einem Therapeuten derselben Sprache und Kultur leichter fallen, Vertrauen aufzubauen.
Wenn ein Patient zum Psychotherapeuten geht, berichtet er oft nicht als erstes von psychischen Symptomen. Er will über seine Lebensprobleme und Sorgen sprechen, über Ehe, Familie, Arbeit oder Schule, über Themen, die oft in einer bestimmten Altersstufe zum Problem werden: die Festlegung auf einen Beruf, die erste Arbeitsstelle oder Partnerschaft, das Loslassen der Kinder, das Altern, der Übergang zur Berentung, Belastungen durch chronische Erkrankungen oder der Verlust eines geliebten Menschen. Es liegt auf der Hand, dass solche Fragen nicht von der Person losgelöst werden können.

Im Widerspruch zu den Ergebnissen der Psychotherapieforschung scheint zu stehen, dass in letzter Zeit für einige Erkrankungen besondere Verfahren entwickelt wurden. Eine bedeutende Rolle spielt zum Beispiel die im Kapitel 2.8 genannte »dialektisch-behaviorale Therapie« zur Behandlung von Borderline-Störungen. Sie basiert jedoch gerade nicht auf einer einheitlichen spezifischen Technik. Vielmehr integriert sie Elemente aus Tiefenpsychologie und Verhaltenstherapie und bezieht auch spirituelle Erfahrungen mit ein. Als weiteres Beispiel seien die verschiedenen Manuale genannt, die der Aufklärung über einzelne Krankheitsbilder dienen. Diese sogenannte »Psychoedukation« ist nicht mehr nur ein grundlegender Bestandteil verhaltenstherapeutischer Arbeit, sondern auch anderer Therapierichtungen.
Was für psychotherapeutische Techniken gilt, hat sich auch bei vielen Psychopharmaka gezeigt. Bestimmte Antidepressiva wirken nicht nur bei

Depressionen, sondern auch bei Angst- oder Zwangserkrankungen. Das könnte damit zusammenhängen, dass die psychischen Störungen nicht scharf voneinander abgrenzbare Einheiten sind, sondern sich auf einem Kontinuum befinden. Es bleibt abzuwarten, was die neurobiologische Forschung in dieser Hinsicht an weiteren Erkenntnissen bringen wird.

Bei all diesen Überlegungen soll nicht vergessen werden, dass wir von Geburt an bis zu unserem Tod untrennbar mit einer historisch gewachsenen kulturellen und sozialen Gemeinschaft verbunden sind. Auch die Entwicklung der Psychotherapie ist nicht unabhängig von den geschichtlichen und gesellschaftlichen Bedingungen zu sehen. Die moderne Psychotherapie entstand in Wien im Übergang des 19. zum 20. Jahrhundert. Diese Zeit war geprägt von der aufkommenden Industrialisierung und einem spätaufklärerischen Denken. Selbstbestimmung, Unabhängigkeit und individuelle Vernunft waren die Ideale der Epoche. Dazu passte das wagemutige Projekt Sigmund Freuds, die im Unbewussten arbeitenden Triebkräfte des Menschen mit Hilfe des Verstandes bannen zu wollen. Dem »Ich« kommt dabei eine zentrale Rolle zu. Das wäre zum Beispiel in buddhistisch geprägten Kulturen nicht denkbar gewesen, insofern dort das Ich als überindividueller Teil des Kosmos angesehen wird, in den es nach dem Tod der Person wieder eingeht.

Mit den gesellschaftlichen Veränderungen der letzten hundert Jahre haben sich auch die psychischen Probleme verändert. Die damals bestehenden strengen Normen im Hinblick auf Partnerschaft und Sexualität sind heute aufgeweicht. Damit kommt den durch unterdrückte Triebwünsche entstandenen Konflikten eine geringere Bedeutung zu. Heute sind wir mit den Anforderungen einer Dienstleistungsgesellschaft konfrontiert. Im Rahmen der Globalisierung wird eine hohe Mobilität erwartet, andernfalls ist man rasch von Arbeitslosigkeit bedroht. Damit verlieren traditionelle Orientierungen, familiäre Bindungen und Heimatverbundenheit an Wert, so dass spätestens im Alter Vereinsamung droht. Ängste, Gefühle innerer Leere und Sinnfragen sind die Folgen, zumal das geistlich-weltanschauliche Fundament immer weniger trägt. Bei vielen drängen sich Zweifel am eigenen Wert und an der Wertschätzung durch andere auf, so dass der Soziologe Christopher Lasch unsere Zeit als »das Zeitalter des Narzissmus« beschrieb.

Der kulturelle Einfluss tritt in der Sprechstunde zum Beispiel bei türkischen Patienten deutlich zutage. So ist bei der Therapie eines Ehekonflikts zu berücksichtigen, dass eine geschiedene Frau in der türkischen Gesellschaft kaum die Möglichkeit hat, ein zweites Mal zu heiraten. Man muss wissen, dass sich nicht nur die Geschlechterrollen unterscheiden, sondern auch die Vorstellungen, die mit bestimmten Krankheiten verbunden sind. Das beeinflusst ebenso die Art und Ausprägung der Symptomatik. Die Kenntnis anderer Kulturen kann also dazu beitragen, eigene Wertemuster zu relativieren. Psychotherapie in unserer heutigen Form kann in anderen Kulturen nur wirksam werden, wenn es gelingt, gemeinsame Perspektiven zu entwickeln. Das setzt einen wechselseitigen Anpassungsprozess voraus.

4 Welche Voraussetzungen sollten erfüllt sein?

Die Frage, wem Psychotherapie helfen kann, können wir also weder allgemein noch für bestimmte Erkrankungen beantworten. Aber wir wissen, welche Voraussetzungen für das Gelingen einer Psychotherapie gegeben sein sollten. Sie lassen sich in Anlehnung an Reimer et al. (2000) in acht Punkten zusammenfassen und sollen mit kurzen Fallgeschichten erläutert werden.

4.1 Motivation

Es muss eine ausreichende Motivation beim Patienten bestehen. Dafür ist ein gewisses Maß an Leidensdruck günstig.

Eine Ende 50-jährige Richterin im Vorruhestand wurde von ihrem Ehemann zu einer Psychotherapie geschickt, da sie seiner Ansicht nach kaufsüchtig sei. Sie gab zu, dass sie tatsächlich an keiner Boutique vorbeigehen könne, ohne mal eben hineinzuschauen und dass sie fast immer auch etwas Schönes fände. In ihren Kleiderschrank, so meinte sie, passe wirklich nichts mehr hinein, und sie habe sicher mehr Kleidungsstücke, als sie jemals anziehen könne, aber immerhin kaufe sie keine Jaguars. Erst auf Nachfrage gab sie zu, immer wieder Schulden zu machen, die ihr Mann in letzter Zeit wegen schlechterer Auftragslage kaum noch begleichen könne. Es wurde recht schnell klar, dass die Patientin dies aber vor allem als das Problem ihres Mannes ansah und weniger als ihr eigenes. Im Hintergrund schwelte nämlich seit vielen Jahren ein Ehekonflikt, der in der Therapie nur indirekt zur Sprache kam. Lediglich zum Schein ließ sie sich auf Gegenmaßnahmen wie Einschränkung des Dispositionskredits, Führen eines Ausgabenbuches und gewisse Vorsatzbildungen ein. Die Stunden nahm sie nur unregelmäßig wahr, bis sie ihnen schließlich ganz fernblieb.

Bei dieser Patientin war kein ausgeprägter Leidensdruck vorhanden, denn bisher wurden alle Schulden vom Ehemann oder ihrer Familie beglichen.

Sie kam vorwiegend fremdmotiviert und die Therapie war somit zum Scheitern verurteilt.
Ein anderer Grund für eine unzureichende Eigenmotivation kann darin bestehen, dass der Patient die seelische Ursache der Beschwerden nicht anerkennen kann. In diesem Fall muss mit dem Arzt oder Therapeuten zunächst an einem gemeinsamen Krankheitsverständnis gearbeitet werden.

4.2 Veränderungsbereitschaft

Neben der Motivation ist die Veränderungsbereitschaft eine zweite wichtige Voraussetzung für Psychotherapie. Es sei aber gleich vor einem naheliegenden Missverständnis gewarnt: Gemeint ist die Bereitschaft zu *innerer* Veränderung, das heißt zu einer Überprüfung der eigenen Überzeugungen, Wertvorstellungen und Verhaltensweisen. Nicht gemeint sind jedoch spontane, nicht durchdachte Handlungen, die als Reaktion auf vermeintliche Erkenntnisse im Rahmen einer Psychotherapie entstehen (im Fachjargon »Agieren« genannt).

Eine 40-jährige, aus kinderreicher Familie stammende Buchhalterin suchte wegen Erschöpfung und Stimmungslabilität therapeutische Hilfe. Frühmorgens putzte sie täglich mehrere Stunden die Wohnung, was ihre Erschöpfung leicht erklärte. Eine wenige Jahre zurückliegende tiefenpsychologisch fundierte Psychotherapie habe ihr nach eigenen Angaben eher geschadet als genützt, da sie dort gelernt habe, »Nein« zu sagen und ihre beiden Lieblingsgeschwister aufgrund ihrer Verhaltensänderung den Kontakt zu ihr abgebrochen hätten. Das sei für sie, so gab sie an, schlimmer als sich wie bisher von ihnen ausnutzen zu lassen. Wie war das zu verstehen? Sie war die Älteste von sechs Geschwistern und musste früh Verantwortung tragen und die Mutter entlasten. Das Ziel der damaligen Therapeutin war offenbar, der Patientin dabei zu helfen, autonomer zu werden und für sich selbst besser zu sorgen. Mit großer Wahrscheinlichkeit hatte sich die Patientin von ihrem unterdrückten Neid auf die Jüngeren, von einem Gefühl des Zu-kurz-Gekommenseins mitreißen lassen und deshalb den Bruch mit den Geschwistern selbst initiiert oder zumindest durch schroffe Zurückweisungen indirekt provoziert. Sie begann anschließend eine Gestaltungstherapie, in der sie Bilder malte und über diese sprach. Die Deutungen der Therapeutin nahm sie dankbar an. Sie lösten ein Gefühl der Befreiung in ihr aus. Bereits nach wenigen Stunden äußerte sie den Wunsch, zuhause nicht nur auf Leinwände, sondern gleich auf ihre Zimmertapete zu malen. Hier passierte offenbar etwas Ähnliches wie in der ersten Therapie. Sie versuchte, ihre in der Kindheit nicht lebbaren kindlichen Bedürfnisse, wie z. B. nach Spiel und Phantasie, nachzuholen, indem sie sich einen »Spiel-Raum« in ihrem straff organisierten, von Arbeit, Haushalt und Putzen geprägten Alltag schaffen wollte. Ich erklärte ihr, dass es bei einer Psychotherapie nicht darum ginge, sich kindlichen Bedürfnissen einfach zu überlassen. Da diese letztlich unerfüllbar sind, wäre die nächste Enttäuschung vorprogrammiert. Vielmehr komme es zunächst auf die inneren Veränderungsprozesse an, auf neue Lebensperspektiven und Haltungen, die dann schrittweise zu Veränderungen der Lebensgestaltung führen können. Konkret hieße das, das Malen auf das Bild zu begrenzen, also die Impulse »im Rahmen« zu halten. In der Vorstellung, die Wände zu bemalen, steckt letztlich nicht nur die verspätete Auflehnung gegen das elterliche Gebot der Ordnung und Sauberkeit, sondern ebenso ihr Gegenteil, nämlich der Wunsch, die (vermeintlichen) Erwartungen der Therapeutin überzuerfüllen und damit eine besonders gute und folgsame Patientin zu sein.

Die Bereitschaft zu innerer Veränderung schließt die Bereitschaft zur Mitarbeit ein. Die Patientin in diesem Beispiel arbeitete gewissermaßen zuviel, bzw. in falsch verstandener Weise mit.
Ebenso problematisch ist aber auch ein Mangel an Mitarbeit, also eine Haltung der Passivität, in der man die Psychotherapie wie eine Operation über sich ergehen lassen und alle Verantwortung für den Erfolg dem Therapeuten zuschreiben will. Woody Allen drückt das in seinem Film »Der Stadtneurotiker« so aus: »Ich gebe Ihnen, Herr Analytiker, noch ein Jahr, sonst gehe ich nach Lourdes.« Mit dieser Einstellung dürfte sich ein weiteres Jahr auf der Couch für ihn kaum lohnen.

4.3 Vertrauen

Wie schon erwähnt spielt die vertrauensvolle Beziehung zum Therapeuten eine wichtige Rolle. Ohne Vertrauen ist es nicht möglich, sich bei persönlichen Themen zu öffnen und auch schmerzhafte Gefühle zuzulassen.

Ein seit Jahren arbeitsloser und alleinstehender Maurer kam wegen chronischer Missempfindungen der rechten Körperhälfte in die Sprechstunde. Alle Diagnos-

tik hatte bislang keine Klärung gebracht. Bereits im ersten Gespräch gingen Misstrauen und latente Feindseligkeit von ihm aus. Mehrere frühere Behandlungsversuche in Kliniken hatte er nach kurzer Zeit abgebrochen, da ihm die Einsicht in die Behandlungsunterlagen verweigert worden war. Sein Problem war, dass er kein Vertrauen zu Menschen aufbauen konnte. Durch sein Verhalten verhinderte er es, gute Erfahrungen zu machen. Er war in einem unlösbaren Teufelskreis gefangen: Um einen anderen Menschen als freundlich und hilfreich erleben zu können, müsste er ihm zunächst offen und unvoreingenommen begegnen. Doch genau dazu fehlte ihm das Vertrauen. Auf diese Weise bestätigte ihm jeder neue Kontaktversuch nur die Berechtigung seines Misstrauens.

4.4 Soziales Umfeld

Günstig ist es, wenn der Therapiesuchende sozial nicht völlig isoliert ist. Ansonsten besteht die Gefahr, dass der Therapeut zum Ersatz für den fehlenden Lebenspartner wird und die Therapie zum einzigen Lebensinhalt. Damit wäre das Risiko zunehmender Abhängigkeit und Unselbstständigkeit verbunden (vgl. dazu auch Kap. 9).

Eine fast 60-jährige frühpensionierte Grundschullehrerin suchte wegen anfallsweise auftretender Herzschmerzen psychotherapeutische Hilfe auf. Nach Auskunft des Kardiologen war das Herz gesund. Die Herzattacken waren aufgetreten, nachdem ihr Ehemann sie nach mehr als 20-jähriger Ehe wegen einer jüngeren Frau verlassen hatte. Auf eine Trennung am Ende ihres Studiums hatte sie mit einer ähnlichen Symptomatik reagiert. Sie hatte sich von allen zurückgezogen und ging fast nicht mehr aus dem Haus – nur noch zu ihrem Psychoanalytiker. Als die Psychoanalyse nach sieben Jahren beendet wurde, versuchte sie sich mit Tabletten zu vergiften. Der Analytiker war für sie zu ihrem zweiten Ehemann geworden, der endlich das Verständnis für sie aufgebracht hatte, das sie sich gewünscht hatte. Das Therapieende kam für sie einer erneuten Trennung gleich und bedeutete einen Verrat, der für sie noch schwerer zu ertragen war. Bei einer zweiten Psychotherapie käme es daher von Anfang an darauf an, die Aufmerksamkeit auf das Thema Trennung und die zeitliche Befristung zu richten und auf eine Förderung sozialer Kontakte zu achten. Von einer erneuten hochfrequenten Couchbehandlung wäre ihr auf jeden Fall abzuraten.

4.5 Realistische Ziele

Wichtig sind konkrete und möglichst realistische Ziele. In diesem Sinne schreibt Freud, dass eine Psychotherapie nicht mehr zu leisten vermag als hysterisches (gemeint ist neurotisches) Elend in normales Unglück zu verwandeln. Anhaltendes Lebensglück kann nicht versprochen werden; das sei im Schöpfungsplan nicht vorgesehen.

Eine junge Frau berichtete beim ersten Gespräch lächelnd, dass sie eigentlich nicht leben wolle, sich aber nicht umbringen könne, weil zwei Freundinnen sonst das Gleiche täten. Seit ihrem Abitur vor einem Jahr lebte sie untätig bei ihrer Mutter und verbrachte den Hauptteil ihrer Zeit vor dem Computer. Sie lebte in der virtuellen Welt eines Internetforums, wo sie Kontakte knüpfte und sich in Liebesaffären verstrickte. Vor der Entscheidung zu einer Psychotherapie ging es darum, der Patientin zu helfen, eigene Therapieziele zu entwickeln, was nicht weniger hieß, als sich ein lebbares Leben mit realistischen beruflichen Aufgaben vorzustellen.

4.6 Angehörige

Der Lebenspartner, bzw. die Angehörigen sollten den Therapiezielen nicht entgegenarbeiten, sondern sie nach Möglichkeit unterstützen.

Ein Vater brachte seine gerade volljährig gewordene Tochter wegen sozialer Ängste zu einer Therapeutin. Er führte ihre Ängste auf ihren Freund zurück, den er ablehnte. Das Mädchen war stark an ihren Vater gebunden und konnte sich ihrem Freund – es war ihr erster – nur mit schlechtem Gewissen zuwenden. Als die Therapeutin die Abhängigkeit vom Vater und dessen Eifersucht ansprach, brach die Patientin die Therapie auf sein Drängen hin ab. Der Vater hatte andere Ziele als die Therapeutin, und die Patientin war noch nicht in der Lage, eigene unabhängige Ziele für sich zu entwickeln.

4.7 Realitätsprüfung

Die Fähigkeit zur Realitätsprüfung sollte erhalten sein.

Eine alleinstehende Medizinisch-Technische Angestellte trat nach längerer Arbeitslosigkeit eine neue Stelle in einem Labor an. Sie war überzeugt, dass der Chef ihr nachstellte. Als »Beweise« führte sie anonyme Telefonanrufe, die Blicke der Angestellten, Buchstabenkombinationen bestimmter Laborproben und manches mehr an. In einer erregten, ärgerlichen Verfassung klagte sie, dass sie die vielen doppelten Botschaften nicht mehr aushalte. Sie brauche eine Psychotherapie, um nicht verrückt zu werden. Sie war nicht in der Lage, den Realitätsgehalt ihrer Überzeugungen in Frage zu stellen. Eine Psychotherapie war daher zu diesem Zeitpunkt nicht möglich.

4.8 Rahmenbedingungen

Schließlich müssen auch die Rahmenbedingungen passen. Das betrifft die zeitlichen Möglichkeiten, die Erreichbarkeit der Praxis und die Finanzierung. Unregelmäßige Arbeitszeiten oder Schichtdienst können es unmöglich machen, einen festen Psychotherapietermin in der Woche zu vereinbaren. Die Praxis sollte nach Möglichkeit nicht weiter als 50 Kilometer entfernt liegen. In der Stadt sollten entsprechend Parkmöglichkeiten und eine günstige Verkehrsanbindung vorhanden sein. Auch die Finanzierung sollte geregelt sein.

Ein bei einer internationalen Organisation tätiger Techniker, der häufig im Ausland eingesetzt wurde, kam wegen einer quälenden Partnerschaftsproblematik in die Sprechstunde. Eine Psychotherapie hätte ihm mit großer Wahrscheinlichkeit helfen können. Sie war jedoch nicht möglich, da er zwischen seinen Einsätzen jeweils nur kurze Zeit in Deutschland war.

Fragen wir weiter: Woran kann es liegen, wenn eine Psychotherapie nicht wirkt, obwohl die genannten Voraussetzungen erfüllt sind? Wir werden dieser Frage in Kapitel 9 genauer nachgehen. An dieser Stelle soll der Hinweis genügen, dass die starke Ausprägung einer Erkrankung eine Psychotherapie erschweren oder gar unmöglich machen kann. Bei bestimmten Depressionsformen ist eine Psychotherapie nicht angezeigt, da sie den Sollensdruck erhöhen kann (vgl. Kap. 1.2.1). Fehlende Fortschritte in der Therapie können die bereits bestehenden Selbstvorwürfe und Selbstzweifel verstärken. Diese können in eine negative Gedankenspirale münden, die schlimmstenfalls im Suizid enden kann. Borderline-Patienten können bei fehlender Ich-Stärke durch eine Psychotherapie überfordert werden, was unter anderem zu einer Zunahme von Selbstverletzungen führen kann. Auch Zwangs- und Angstsymptome können bei zu ehrgeiziger Übungsbehandlung zunehmen.

5 Wie findet man eine Psychotherapie?

Wer bietet Psychotherapie an? Wenn Sie in den Gelben Seiten des Telefonbuchs oder auf der Internetseite der Kassenärztlichen Vereinigung nachschauen, finden Sie folgende Berufsbezeichnungen:

Ärzte für

- Kinder- und Jugendpsychiatrie und -psychotherapie
- Nervenheilkunde
- Psychiatrie und Psychotherapie
- Psychoanalyse
- Psychosomatische Medizin und Psychotherapie
- Psychotherapie – fachgebunden

Psychologen:

- Psychologische Psychotherapeuten
- Kinder- und Jugendlichenpsychotherapeuten

Das sieht auf den ersten Blick verwirrend aus. Das mag vor allem daran liegen, dass sowohl Fachärzte für Psychiatrie oder Nervenheilkunde (= Psychiatrie + Neurologie) als auch jeder andere Arzt, egal ob Gynäkologe, Internist oder Hausarzt, nach entsprechender Ausbildung Psychotherapie anbieten kann. Neu wurde der Facharzt für »Psychosomatische Medizin und Psychotherapie« geschaffen, der auf den Bereich der psychosomatischen Erkrankungen im engeren Sinne (also körperliche Erkrankungen, bei denen seelische Ereignisse eine Rolle spielen) spezialisiert sein soll.
Mit Geltung des Psychotherapeutengesetzes zum 01.01.1999 sind die Psychologen zur selbstständigen krankenkassenfinanzierten Psychotherapie zugelassen. Zu den jeweiligen Ausbildungen lässt sich Folgendes sagen: Ärzte haben ein Medizinstudium absolviert und Psychologen ein Psychologiestudium, in dem es um die empirischen Grundlagen von Denken,

Fühlen, Wahrnehmen und Handeln geht. Der Kinder- und Jugendlichenpsychotherapeut kann Psychologe aber auch Pädagoge sein. Grundsätzlich ist davon auszugehen, dass Psychiater mit psychotherapeutischer Weiterbildung die größte Erfahrung im Umgang mit psychisch schwer Erkrankten haben. Sie können im Gegensatz zu Psychologen auch Medikamente verordnen.

Wie aus Diagramm 1 hervorgeht, hat sich die Zahl der zugelassenen Therapeuten seit 1980 erheblich erhöht.

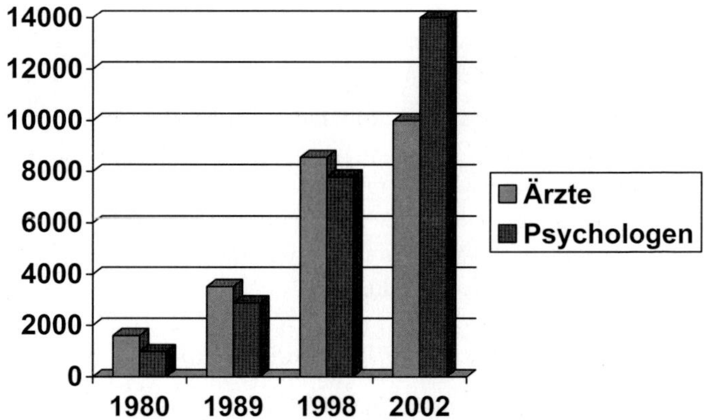

Diagramm 1: Zahl der psychotherapeutisch tätigen Ärzte und Psychologen seit 1980 (Angaben der Kassenärztlichen Bundesvereinigung, zit. nach Rüger 2007, S. 109)

Ganz so eklatant, wie es erscheinen mag, ist der Zuwachs allerdings nicht. Zum einen muss bedacht werden, dass am 31.12.2002 tatsächlich nur 3.500 ärztliche Psychotherapeuten ausschließlich, das heißt zu mindestens 90 Prozent im Rahmen der Richtlinien-Psychotherapie tätig waren. Zum anderen dürfte ein erheblicher Teil der ab 1998 neu zugelassenen psychologischen Psychotherapeuten bereits vorher im Delegationsverfahren oder privat klinisch tätig gewesen sein. Während die Ärzte zumeist tiefenpsychologisch ausgebildet sind (nur etwa jeder fünfte verhaltenstherapeutisch), finden sich bei den Psychologen mehr Verhaltenstherapeuten.
Reicht die Anzahl der Therapeuten für eine flächendeckende Versorgung der Bevölkerung aus? Oder sind es gar zu viele? Manche sprechen schon

von einer »Psychotherapeutisierung der Gesellschaft«. Die Fragen sind nicht leicht zu beantworten, denn der Bedarf an Psychotherapie ist schwer in Zahlen zu erfassen. Es ist belegt, dass psychische Erkrankungen häufiger geworden sind. Das Gutachten des »Instituts für Gesundheit und Sozialforschung« (IGES) von 2008 hat ergeben, dass die Zahl der Krankenhausfälle wegen psychischer und verhaltensbezogener Erkrankungen von 1994 bis 2005 um 36 Prozent zugenommen hat. Die Gesamtzahl aller Krankenhausfälle hat sich im selben Zeitraum demgegenüber nur um 11 Prozent erhöht. Die Zahl der Arbeitsunfähigkeitstage hat zwischen 1997 und 2006 bei diesen Erkrankungen um 64 Prozent zugenommen, während sie bei den anderen Krankheiten gleich geblieben ist (vgl. Richter-Kuhlmann 2008). Dafür werden unter anderem folgende Gründe genannt: weniger familiärer Zusammenhalt, veränderte Geschlechterrollen, Arbeitslosigkeit, aber auch zunehmender beruflicher Stress, fehlende körperliche Aktivität, Übergewicht, Alkohol- und Drogenkonsum sowie Werteverlust.

Auch für den Einzelnen ist das Krankheitsrisiko beachtlich: Im Laufe des Lebens erkrankt fast jeder Dritte an einer Form der Depression und 10 Prozent der Bevölkerung erkranken an einer behandlungsbedürftigen Angsterkrankung (vgl. Machleidt et al. 1999). Die einzige mir bekannte Untersuchung zum Psychotherapiebedarf in der Bevölkerung ist schon älter. Sie stammt von Schepank (1986), einem namhaften Epidemiologen. Bei einer Feldstudie in Mannheim fand er bei jedem zweiten der 25- bis 45-Jährigen psychische Symptome, von denen er die Hälfte für behandlungsbedürftig hielt. Eine ambulante Psychotherapie hätte er bei etwa 12 Prozent empfohlen. Andere Autoren schätzen den Psychotherapiebedarf in Großstädten auf 8, in ländlichen Gebieten auf 5 Prozent.

Was würde ein Bedarf von 8 Prozent für eine Großstadt wie Berlin bedeuten? Von den etwa 3 Millionen Erwachsenen bräuchten 24 000 Menschen eine Psychotherapie. Wenn jeder Therapeut 30 Patienten mit einer Stunde wöchentlich behandeln würde, wären 8 000 Therapeuten nötig, das heißt, es käme ein Therapeut auf 375 Einwohner. Tatsächlich sind bei der »Kassenärztlichen Vereinigung Berlin« etwa 2 600 ärztliche und psychologische Psychotherapeuten registriert, was einem Verhältnis von 1 : 1 150 entspricht. Zu berücksichtigen ist dabei, dass die Ausstattung mit Psychotherapeuten in den einzelnen Berliner Bezirken sehr unterschiedlich ist. In dem vergleichsweise gut ausgestatteten Bezirk Charlottenburg, in dem ich arbeite, ist der Schlüssel 1 : 779. Von Patienten höre ich weniger Klagen über die Anmeldefristen bei Psychotherapeuten als über die Wartezeiten beim Psychiater. Dort müssen sie teilweise 6–8 Wochen auf einen Termin warten. Hier fällt ein erhebliches Ungleichgewicht auf: Für 779 Einwohner steht durchschnittlich ein Psychotherapeut zur Verfügung, aber nur ein Psychiater für 12 000 Einwohner (vgl. Mönter 2004). Insofern gehe ich davon aus, dass zumindest für die schwer Kranken ein weiterer Psychotherapiebedarf auch in Großstädten wie Berlin besteht. In vielen ländlichen Gebieten scheint die Situation noch deutlich schwieriger zu sein.

Wenn Sie sich zu einer Psychotherapie entschieden haben, stellt sich die Frage, wie Sie einen geeigneten Therapeuten finden. Wichtig sind zunächst persönliche Empfehlungen, entweder vom Haus- oder Facharzt bzw. von Freunden und Bekannten. Über das Internet oder das Beratungstelefon der »Kassenärztlichen Bundesvereinigung« können Sie sich die therapeutisch zugelassenen Ärzte in Ihrer Region nennen lassen. Sie finden hier allerdings keine Angaben zur Art der Psychotherapie. Sehr viel differenzierter ist der »Psychotherapie-Informationsdienst« (PID) des »Berufsverbandes der Deutschen Psychologen«. Dort können Sie die gewünschte Psychotherapierichtung, aber auch Sprache, Geschlecht, Wohngegend und manches andere abfragen. Registriert sind nur Psychologen, keine Ärzte. Die Angaben, die Sie in den Gelben Seiten des Telefonbuchs finden, sind dagegen nicht geprüft. Schließlich gibt es die Möglichkeit, sich direkt bei den Berufsverbänden, die die gewünschte Therapiemethode vertreten, nach Therapeuten in Ihrer Nähe zu erkundigen.
Vor Beginn einer Psychotherapie stehen Ihnen fünf Probesitzungen zu, vor einer analytischen Psychotherapie sogar acht. Diese können Sie bei jedem Therapeuten wieder neu in Anspruch nehmen, bis Sie sich entschieden haben. Die Kosten werden von den Kassen übernommen. Nehmen Sie sich also die Zeit, die Sie brauchen, um eine gute Wahl zu treffen. Haben Sie einen Therapeuten ausgewählt, so stellt dieser einen Antrag auf Kostenübernahme an die Krankenkasse. Darin muss er seine Hypothesen zur Krankheitsentstehung und das Behandlungskonzept schlüssig darstellen. Relevante Krankenhausberichte, gegebenenfalls ein ärztliches Attest (wenn es sich um einen psychologischen Psychotherapeuten handelt) und der vom Patienten unterschriebene Teil des Antrags müssen beigefügt werden. Manche Patienten haben Sorge wegen des Datenschutzes und bezahlen eine Therapie deshalb lieber selbst. Diese Befürchtung ist bei den gesetzlichen Kassen in der Regel unbegründet. Der

Antrag wird nämlich anonymisiert in einem verschlossenen Umschlag an die Krankenkasse gesandt, dort mit einer Prüfnummer versehen und ungeöffnet an einen unabhängigen Gutachter weitergeschickt. Bei Beihilfeberechtigten ist der Datenschutz nicht immer so gut gewährleistet, da die Anträge hier von den Mitarbeitern der Verwaltung bearbeitet werden.

Bei unzumutbarer Wartezeit (etwa ab drei Monaten) ist auch eine Psychotherapie bei einem Therapeuten ohne Kassenzulassung möglich. In diesem Fall ist vor Beginn der Therapie ein Antrag bei der Krankenkasse auf Kostenerstattung zu stellen. In diesem Antrag sind die Namen der bisher kontaktierten Therapeuten und die angegebenen Wartezeiten anzugeben.

Die Gebührenordnung der gesetzlich Versicherten sieht einen Stundensatz von 60 bis 70 Euro vor, bei privat Versicherten können etwa 90 Euro in Rechnung gestellt werden. Ein Ausfallshonorar für nicht wahrgenommene Stunden kann vereinbart werden. Dieses liegt in der Regel niedriger als der Stundensatz und ist vom Patienten selbst zu bezahlen. Bei analytischen Psychotherapien wird erwartet, dass die Urlaubszeiten des Patienten auf die des Therapeuten abgestimmt werden.

6 Bin ich zu alt für Psychotherapie?

Rund ein Sechstel der Bevölkerung ist derzeit über 65 Jahre alt, und dieser Anteil wird noch deutlich steigen. Lange Zeit beurteilten die Therapeuten die Möglichkeiten einer Behandlung im Alter skeptisch. Sie konnten sich dabei auf Freud berufen, der in seinem Aufsatz »Über Psychotherapie« 1905 schrieb:

»Das Alter der Kranken spielt bei der Auswahl zur psychotherapeutischen Behandlung insofern eine Rolle, als bei Personen nahe an oder über 50 Jahre einerseits die Plastizität der seelischen Vorgänge zu fehlen pflegt, auf welche Therapie rechnet – alte Leute sind nicht mehr erziehbar –, und als andererseits das Material, welches durchzuarbeiten ist, die Behandlungsdauer ins Unabsehbare verlängert« (Freud 1905, S. 116).

Beide Argumente gelten heute nicht mehr. Zum einen weiß man, dass das Gehirn noch bis ins hohe Alter anpassungs- und in Grenzen wandlungsfähig ist, zum anderen braucht nicht das ganze Leben durchgearbeitet zu werden, um ein bestimmtes Problem zu bewältigen.

Welche weiteren Gründe könnten für die Zurückhaltung der Therapeuten gegenüber alten Menschen eine Rolle spielen? Man darf vermuten, dass die Angst vor dem eigenen Alter und Tod, Vorurteile wie die Orientierung an einem reinen Defizitmodell des Alters und die Scheu vor einer Auseinandersetzung mit den eigenen Eltern (»inverse Ödipussituation«), vielleicht auch mit deren politischer Biografie, einen Einfluss haben. Allerdings haben sich auch die Älteren selbst bisher vielfach nicht zu einer Psychotherapie getraut. Mit der kommenden Generation dürfte sich das ändern. Zu dem möglichen Nutzen und den Grenzen von Psychotherapie gilt auch für die Älteren das in den vorherigen Kapiteln Gesagte. Besondere Krisen im Alter sind der Tod eines Partners oder anderer vertrauter Menschen, körperliche Erkrankungen, die mit einem Verlust an Selbstständigkeit einhergehen, Vereinsamung, Enttäuschung über die fehlende Zuwendung der Kinder, Wohnungsverlust und Heimunterbringung. Ungünstig für den Erfolg einer Psychotherapie sind schwere körperliche oder hirnorganische Erkrankungen sowie Vorteile durch das Kranksein. Diese können sich sowohl auf finanzielle Ansprüche wie eine Pension oder Unfallrente, Unterhaltszahlungen, Krankengeld etc. erstrecken als auch auf vermehrte Aufmerksamkeit und Zuwendung durch Angehörige oder die Öffentlichkeit. Der Erfolg einer Psychotherapie wird umso schwieriger zu erzielen sein, je unzufriedener ein Patient in seinem bisherigen Leben war. Wer eine negative Lebensbilanz zieht, sollte bereit sein, mit dem Therapeuten auch nach positiven Erfahrungen in der Vergangenheit zu schauen.

Eine 82-jährige verwitwete, ehemalige Tanzlehrerin mit vielen Interessen und Kontakten suchte psychotherapeutische Hilfe auf. Da sie nicht mehr alleine in ihrem großen Haus leben konnte, hatte sie sich mit Hilfe ihrer Kinder in einer Seniorenresidenz angemeldet. Je näher der Umzugstermin rückte, desto niedergeschlagener und verzweifelter wurde sie. Ihre vier verheirateten Töchter kümmerten sich rührend um sie, doch konnten sie ihr nicht helfen. Sie war so verzweifelt, dass sie sich beinahe aus dem Fenster gestürzt hätte. Für sie bedeutete das Wohnen in einer Senioreneinrichtung einen Verlust an Eigenständigkeit, den sie nicht mit ihrem Selbstbild vereinbaren konnte. Sie fand eine Therapeutin, die die von der Patientin zugewiesene Tochterrolle annehmen und therapeutisch nutzen konnte. Nach geduldigen Ermutigungen und Betonung ihrer Stärken, ohne die altersbedingten Schwächen zu verleugnen, konnte die Patientin selbst zu folgender Lösung finden: Statt in die Seniorenresidenz zu ziehen, mietete sie eine kleine Wohnung an und organisierte Haushaltshilfen. Damit kam sie gut zurecht. Auf diese Weise war das Leben für die Patientin wieder lebenswert geworden.

7 Ist Psychotherapie auch Seelsorge?

Verschiedene namhafte Ärzte und Therapeuten des letzten Jahrhunderts hielten die Seelsorge für einen Teil ihrer Arbeit, wie folgende Äußerungen belegen (zit. nach Frankl 1974, S. 67): »Er mag das wollen oder nicht – in der Lebensnot außerhalb des Krankseins zu raten ist dem Arzt vielfach heute an Stelle des Seelsorgers auferlegt« (H. J. Weitbrecht) – »Nur zu oft ist die Psychotherapie darauf angewiesen, in Seelsorge auszumünden« (W. Schulte) – »Die Psychotherapie ist unvermeidlich, auch wo sie es nicht weiß, noch wissen will, immer auch irgendwie Seelsorge. Oft muss sie ausdrücklich seelsorgerische Eingriffe vornehmen« (A. Görres).

Heute sind die Ärzte vorsichtiger. Einem Trend aus Amerika folgend wird vermehrt darüber diskutiert, ob das Bedürfnis nach seelsorgerischer Begleitung in Kliniken vom behandelnden Arzt aktiv zu erfragen und gegebenenfalls zu veranlassen ist – analog etwa der Verordnung einer Krankengymnastik oder der Mitbehandlung durch eine andere Fachdisziplin. Die Seelsorge fällt in das Aufgabengebiet des Theologen, denn hier spielen religiöse Fragen eine wesentliche Rolle. Doch haben die beiden Bereiche nicht manches gemeinsam?

Gelegentlich wird behauptet, dass die Psychoanalyse im Grunde nichts anderes sei als eine moderne Form der Beichte. Auf der Couch ist man ja ähnlich wie im Beichtstuhl verpflichtet, alles zu sagen, was einem in den Sinn kommt, insbesondere das Verbotene. Weder das Gesicht des Beichtvaters noch das des Analytikers ist zu erkennen. Aber wie ist es am Schluss mit der Absolution? Zwar kann der Analytiker Sündhaftes nicht direkt vergeben wie der Geistliche, doch er kann es entschuldigen, indem er es als Folge ungünstiger kindlicher Entwicklungsbedingungen deutet. Damit wäre auch der Analysand aus seiner Verantwortung befreit. Wenn man dem Beichtenden vorwürfe, wie ein Kind von einem übermächtigen Gott abhängig zu sein, so dürfte man umgekehrt dem Analysanden vorhalten, der eigenen Geschichte eine mythisch-schicksalhafte Macht zuzuschreiben. Gestützt werden solche Einstellungen von zahlreichen Neurowissenschaftlern, denen zufolge die einzelne Person nicht mehr als ein selbstbestimmt handelndes Wesen zu betrachten ist, sondern bloß noch als ein Ausführungsorgan des Gehirns. Auch wenn die Psychoanalyse gegenüber solchen Verkürzungen gefährdeter sein mag als die Verhaltenstherapie, so sind ihre theoretischen Weiterentwicklungen doch differenziert genug, um ihnen zu widerstehen (gedacht ist hier vor allem an die sogenannte Ich-Psychologie, also den Bereich, in dem es um rationales Denken und Willensentscheidungen geht).

An Gemeinsamkeiten zwischen Psychoanalyse und Beichte – wenn auch weniger ihrer Methodik als ihrer Wirkung nach – mochte auch Freud gedacht haben, als er in einem Brief an den befreundeten Pastor Pfister die Psychoanalytiker als »weltliche Seelsorger« bezeichnete. Doch wie würden sie reagieren, wenn Sie Fragen des Glaubens oder nach dem Sinn des Lebens ansprächen? Freud hielt solche Fragen schlicht für krankhaft. In einem Brief vom 13. August 1937 schrieb er: »Im Moment, da man nach Sinn und Wert des Lebens fragt, ist man krank, denn beides gibt es ja in objektiver Weise nicht; man hat nur eingestanden, dass man einen Vorrat von unbefriedigender Libido hat, und irgendwas anderes muss damit vorgefallen sein, eine Art Gärung, die zur Trauer und Depression führt« (Freud 1980, zit. nach Stroeken 1998, S. 38). Die Mehrzahl der an Freud orientierten Therapeuten würde solche Fragen als Ausweichen vor verdrängten Konflikten oder unangenehmen Gefühlen verstehen. Dennoch könnte man sich fragen, ob Freuds radikale Verneinung eines Lebenssinns nicht als depressive Verarbeitung seiner fortschreitenden Krebserkrankung zu verstehen ist, vielleicht auch als Reaktion auf den immer bedrohlicher werdenden Nationalsozialismus in Deutschland.

Auch die Religionen – genauer: die monotheistischen Religionen jüdisch-christlicher Tradition – betrachtete Freud unter pathologischem Aspekt. Das Beten und all die biblischen Gebote und Verbote hielt er im Wesentlichen für Erscheinungsformen einer kollektiven Zwangsneurose. Den Glauben an einen allmächtigen Gott verglich er mit der kindlichen Abhängigkeit vom Vater, dessen Macht der Sohn zugleich fürchtet und als Schutz ersehnt. Hinter der kindlichen Angst vermutete er die aus der ödipalen Liebe zur Mutter stammenden Schuldgefühle, die durch Zwangsrituale abgewehrt werden müssen.

Solche Thesen haben immer wieder zu heftigen Kontroversen geführt. Von den 50er bis in die 70er Jahre überwogen die kritischen Einstellungen gegenüber einer christlich-religiösen Erziehung. Man warf ihr vor, die gesunde Triebentwicklung zu unterdrücken und Bestrafungsängste zu schüren. Dadurch würde sie die Menschen krank machen. In diesem Zusammenhang prägte der Arzt Eberhard Schaetzing 1955 den Begriff der »ekklesiogenen Neurose« (»ekklesia« = Kirche). Der Psychoanalytiker Tilman Moser schilderte in seinem Buch »Gottesvergiftung« von 1975, was er durch seine strenge katholische Erziehung erlitten habe und wie es ihm mit Hilfe seiner Lehranalyse gelungen sei, sich davon zu befreien.

Seit einiger Zeit ist nun ein gegenläufiger Trend zu beobachten. Einerseits geht die Zahl der Kirchenmitglieder drastisch zurück, und die Pfarrer predigen außerhalb der Oster- und Weihnachtstage vor leeren Bänken, andererseits sprechen Geistliche wie der Benediktinermönch Anselm Grün, der spirituelle Lehrer und Zen-Meister Willigis Jäger oder der buddhistische Mönch Dalai Lama vor überfüllten Hörsälen. Sie erreichen mit ihren Büchern ein Millionenpublikum. Es ist die Rede von einer »Wiederkehr des Religiösen«, wobei statt »Religiosität« lieber von »Spiritualität« gesprochen wird. Auch bei den Therapeuten scheint ein neues Interesse an diesen Themen erwacht, wie sich an Veröffentlichungen, Vorträgen und Kongressen ablesen lässt. In den USA versucht man gar mit statistischen Mitteln nachzuweisen, dass der Glaube an Gott die körperliche und seelische Gesundheit schützt. Ein Teil dieser wissenschaftlichen Untersuchungen ist nicht unabhängig, sondern wird finanziell von einer der erfolgreichsten Fondsgesellschaften, der »Templeton Foundation«, unterstützt. So scheute ein Autor nicht davor zurück, Beten und Kirchgang als Mittel gegen Alzheimer zu propagieren. In solchen Arbeiten wird mit dem Schein von Wissenschaft für Gott geworben wie für ein Medikament.

Wären Sie gesünder, wenn Sie regelmäßig beteten und zur Kirche gingen oder zumindest im Stillen an einen Gott glaubten? Lässt man sich ernsthaft darauf ein, mit statistisch-empirischen Mitteln nach Antworten zu suchen, so tauchen sofort grundsätzliche Probleme auf: Nach welchen Kriterien soll man einen Menschen als religiös einstufen, und wie soll man religiöse Haltungen messen? Selbst wenn man Unterschiede im Krankheitsverlauf bei religiösen und nichtreligiösen Menschen fände, wie soll man sie interpretieren? Die Versuchung liegt nahe, statistische Zusammenhänge vorschnell als Ursache-Folge-Beziehungen zu deuten. So fand man zum Beispiel heraus, dass orthodoxe Juden seltener am Herzen erkranken als säkulare Juden. Nachuntersuchungen führten den Unterschied jedoch nicht auf religiöse Effekte zurück, sondern auf die gesündere Lebensweise der strenggläubigen Juden; sie rauchen weniger und essen fettärmer. Last not least sind Ergebnisse aus Amerika, wo »pastoral psychotherapy« und »religious counseling« nichts Ungewöhnliches sind, nicht so leicht auf Deutschland übertragbar. Demoskopischen Untersuchungen zufolge sollen über Dreiviertel der US-Amerikaner religiös sein, jedoch nur weniger als die Hälfte der Deutschen.

Aufschlussreich ist eine Studie von Kendler und Mitarbeitern (2003), in der ein weiter Begriff von Religiosität zugrunde gelegt wird. Er umfasst neben Glaubenseinstellungen im engeren Sinne auch soziale Aspekte, die Art des Gottesbildes und ethische Verhaltensweisen wie Rachsucht, Dankbarkeit und die Fähigkeit zu verzeihen. Die Ergebnisse lassen den Schluss zu, dass vor allem die Teilnahme am Gemeindeleben mit einem niedrigeren Risiko für psychiatrische Erkrankungen einhergeht. Der Inhalt eines Privatglaubens hat dagegen keinen besonderen Einfluss. Weitere Befunde weisen darauf hin, dass neben dem Gemeinschaftsleben klare Wertorientierungen und eine übergeordnete Gewissensinstanz vor allem für Suchtgefährdete hilfreich sind. Nicht ohne Grund hat die Selbsthilfevereinigung der »Anonymen Alkoholiker« eine Art Glaubensbekenntnis, die sogenannten »12 Schritte« entwickelt, die bei jedem Treffen liturgieartig vorgetragen werden. Offensichtlich kommt es nicht so sehr darauf an, ob der Einzelne eher an einen grausamen oder an einen liebenden Gott glaubt als darauf, wie der Glaube im Alltag gelebt wird.

In einer anderen Untersuchung fand man, dass chronisch Kranke sich umso mehr mit Glaubensfragen beschäftigen, je schlechter ihre Erkrankung wird. Daraus lässt sich schließen, dass die Patienten umso intensiver nach einer Macht außerhalb ihrer selbst sowie nach einem Sinn ihrer Behinderung suchen, je stärker ihre eigene Kraft abnimmt (vgl. dazu Schmoll 2007).

Das führt uns zurück zu der Frage, ob ein Therapeut Sie bei der Suche nach Sinn unterstützen und auch über religiöse Fragen mit Ihnen sprechen würde. Bei Freuds Anhängern dürfen Sie das, wie gesagt, nicht erwarten. Doch führt das Desinteresse an religiösen und Sinnfragen, sei es in Gestalt psychologischer Deutungen, Schweigen oder offener Ablehnung, nicht zu Tabuzonen bzw. Einschränkungen in der Therapie, die weltanschaulicher Beeinflussung gleichkommen? Wie gehen Therapeuten anderer Richtungen mit solchen Themen um? Ich möchte Ihnen drei Seelenärzte vorstellen, die den Sinnfragen eine besondere Bedeutung beigemessen und jeweils eine eigene Schule gegründet haben: Viktor E. Frankl, Carl Gustav Jung und Ludwig Binswanger. Besonders Frankl hat sich immer wieder intensiv mit Problemen der ärztlichen Seelsorge sowie mit dem Zusammenhang zwischen Psychotherapie und Religion beschäftigt. Daher lohnt es sich, auf sein Leben und Werk etwas genauer einzugehen.

7.1 Logotherapie (V.E. Frankl)

Neben der Psychoanalyse Sigmund Freuds und der Individualpsychologie Alfred Adlers gründete Viktor E. Frankl (1905–1997) die sogenannte »dritte Wiener Schule« der Psychotherapie. Er nannte sie Logotherapie vom griechischen »logos«, zu deutsch »Sinn«. In Österreich ist sie als eigenständiges Therapieverfahren anerkannt, in Deutschland wird sie jedoch nicht von den gesetzlichen Krankenkassen finanziert. 1983 wurde in Wien die Gesellschaft für Logotherapie und Existenzanalyse (GLE) gegründet, der Frankl als Ehrenpräsident bis 1991 vorstand. 1992 kam es dann im Zuge einer Spaltung zur Gründung des Viktor-Frankl-Instituts in Wien, das die ursprüngliche Lehre von Frankl weiterführen will. Zwischen den Instituten gibt es keine Zusammenarbeit.
Frankl ging davon aus, dass jeder Mensch nach Sinn strebt. Vermisst er Sinn in seinem Leben, so ist er gefährdet, psychisch krank zu werden oder eine Krankheit schlechter zu verarbeiten. Die Welt der Triebe, wie sie von Freud beschrieben wurde, erweiterte er um eine Welt der Werte. Der Mensch verfüge nicht nur über Körper und Seele, sondern auch über Geist. Dank dieser Dimension des Geistigen sei der Mensch dazu in der Lage, sich auf eine Krankheit einzustellen, Verantwortung zu übernehmen, Entscheidungen zu treffen und Sinn zu stiften. Frankl beschrieb sogar eine »noogene Neurose« (von griech. »noos« = Geist), die durch einen Mangel an Lebenssinn bestimmt sei. Um ein Gefühl für Sinn zu vermitteln, wird in einer Logotherapie direkter als in anderen Therapien über Werte gesprochen.
Doch zunächst plädierte er wie Freud für eine klare Trennung zwischen Psychotherapie und Religion. »Jede Kontamination dieser beiden Bereiche ... ist grundsätzlich abzulehnen« (Frankl 1974, S. 57). Aber er schrieb auch: »Wenn die Psychotherapie das Phänomen der Gläubigkeit nicht als einen Glauben an Gott, sondern als den umfassenderen Sinnglauben auffasst, dann ist es durchaus legitim, wenn sie sich mit dem Phänomen des Glaubens befasst und beschäftigt« (ebd., S. 64). Er zitierte den Theologen Paul Tillich (1961, S. 234), der Religiosität wie folgt definierte: »Religiös sein heißt, leidenschaftlich die Frage nach dem Sinn unserer Existenz zu stel-

len« (ebd., S. 64). Ähnlich drückte es der Philosoph Ludwig Wittgenstein in seinen Tagebüchern 1914–1916 aus: »An Gott glauben heißt sehen, dass das Leben einen Sinn hat« (zit. nach ebd., S. 64, Fußnote 2). Frankl (1972, S. 73) hat folgendes Diagramm aufgestellt:

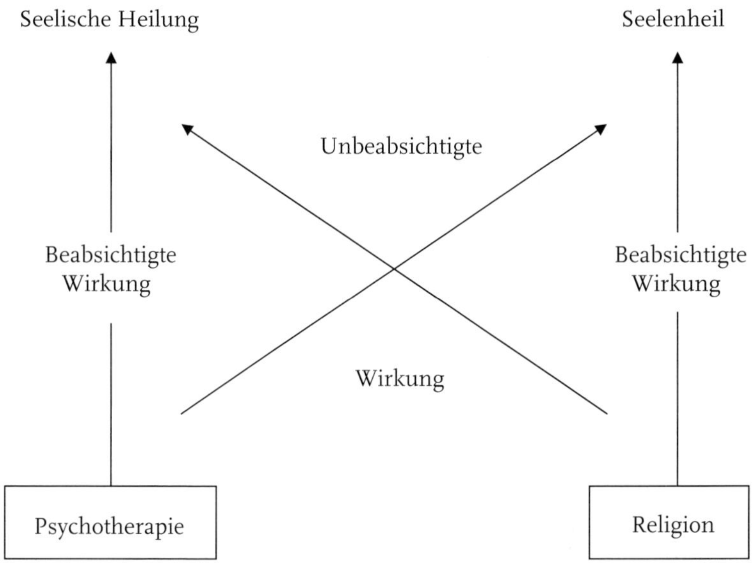

Die Ziele von Psychotherapie und Religion sind klar getrennt: Psychotherapie ist auf seelische Heilung, Religion auf das Seelenheil ausgerichtet. Nun ist es nach Frankl so, dass beide Bereiche auch die jeweils andere Sphäre beeinflussen, und zwar ohne dies zu beabsichtigen. So sei die Religion ihrem Resultat – und nicht ihrer Intention nach – psychohygienisch, ja psychotherapeutisch wirksam, indem sie den Menschen eine Geborgenheit und Verankerung in der Transzendenz biete. Dazu passen die genannten empirischen Befunde, nach denen religiöser Glaube, vor allem wenn er in einer Gemeinschaft gelebt wird, eine Stärke darstellt, die einen Menschen bis zu einem gewissen Grad vor psychischer Krankheit schützen bzw. deren Verarbeitung erleichtern kann. Umgekehrt soll Psychotherapie nach Frankl unbeabsichtigt auf die geistliche Sphäre des Patienten wirken, indem Erinnerungen an eine einst verdrängte Gläubigkeit wachgerufen werden. Zur Prüfung dieser Hypothese kenne ich keine statistische Untersuchung und kann mir auch keine vorstellen. Stattdessen möchte ich Sie an die Hauptfigur des berühmtesten deutschen Dramas erinnern: Faust. Als sich der Gelehrte mit all seinen wissenschaftlichen Bemühungen gescheitert sah, wollte er der Welt entsagen. Er hatte das Gift schon an den Lippen, als er die Kirchenglocken zum Osterfest läuten hörte. Bei diesen vertrauten Klängen stiegen plötzlich die schönen Erinnerungen an seinen Kinderglauben in ihm auf. Er fühlte sich der Welt wieder zugehörig und mischte sich kurz darauf nicht ohne Vergnügen unter das Volk (Goethe 1981, S. 31, Vers 769–784):

»Und doch, an diesen Klang von Jugend auf gewöhnt,
Ruft er auch jetzt zurück mich in das Leben.
Sonst stürzte sich der himmelsliebe Kuß
Auf mich herab, in ernster Sabbatstille;
Da klang so ahnungsvoll des Glockentones Fülle,
Und ein Gebet war brünstiger Genuß;
Ein unbegreiflich holdes Sehnen
Trieb mich, durch Wald und Wiesen hinzugehn,
Und unter tausend heißen Tränen
Fühlt' ich mir eine Welt entstehn.
Dies Lied verkündete der Jugend muntre Spiele,
Der Frühlingsfeier freies Glück;
Erinnrung hält mich nun mit kindlichem Gefühle
Vom letzten, ernsten Schritt zurück.
O tönet fort, ihr süßen Himmeslieder!
Die Träne quillt, die Erde hat mich wieder!«

Für Frankl waren Sinnfragen nie abstrakt. So gründete er schon als Schüler kostenlose Jugendberatungsstellen, um die Selbstmordrate unter Schülern am Ende des Schuljahres zu senken, was ihm tatsächlich gelang. Wegen seiner jüdischen Abstammung musste er von 1942 bis zur Befreiung durch die Alliierten in vier verschiedenen Konzentrationslagern ums Überleben kämpfen. Die Hoffnung, seine Familie wiederzusehen, gab ihm Kraft und seinem Überleben einen Sinn. Doch dieser brach zusammen, als er nach Kriegsende von dem Tod seiner Frau, seiner Mutter, seines Bruders und vieler Freunde erfuhr. In dieser Zeit musste er neu lernen, einen Sinn im Tun zu finden. Mit Unterstützung von Freunden schrieb er seine KZ-Erfahrungen nieder. Es ist als Buch mit dem Titel »... trotzdem Ja zum

Leben sagen« in Millionenauflage erschienen und in über zwanzig Sprachen übersetzt worden. Dort lässt sich nachlesen, wie selbst unter widrigsten Umständen noch das »Geistige« im Menschen, also Würde, Sinn, Liebe, Glaube und Verantwortung bewahrt werden können.
Der Anstoß, eine neue Psychotherapierichtung zu gründen, ging auf eine Begebenheit zurück, von der Alfried Längle, der Präsident der Gesellschaft für Logotherapie und Existenzanalyse in Wien, berichtet: Als Medizinstudent wollte Frankl eine Lehranalyse, also eine Psychoanalyse zu Ausbildungszwecken, beginnen. Freud verwies ihn an den Sekretär der psychoanalytischen Vereinigung, Paul Federn. Zum vereinbarten Termin führte ihn die Haushälterin in Federns Arbeitszimmer, wo dieser am anderen Ende des Raumes gut sichtbar am Schreibtisch arbeitete. Er ließ Frankl eine Weile, die diesem wie Stunden vorkam, stehen und warten. Endlich wies er ihm mit einer Geste einen Stuhl zu und fragte ohne Gruß oder einleitende Worte: »Nun, Herr Frankl, was ist Ihre Neurose?« Frankl stammelte etwas von zwanghaften Charakterzügen und was er sonst noch über sich dachte. Nach einem kurzen Gespräch riet ihm Federn, nach Abschluss des Medizinstudiums wiederzukommen. Frankl irritierte diese Art des menschlichen Umgangs. War nicht die Beziehung das Wichtigste in der Psychoanalyse? Zudem störte ihn, dass man selbstverständlich davon ausging, dass sein Verhalten durch eine Neurose bestimmt sei und nur diese von Interesse zu sein schien. Wenn in der Psychotherapie die Ebene der menschlichen Begegnung – und sei es auch aus methodischen Gründen – verlassen werden muss und statt der Person nur noch die Pathologie interessiert, dann wollte er nicht Psychoanalytiker sein. Er absolvierte dann aber doch eine psychoanalytische Ausbildung, allerdings nicht bei einem Schüler Freuds, sondern in der individualpsychologischen Schule Alfred Adlers. Allerdings gab es auch hier später ähnliche Meinungsverschiedenheiten, so dass Adler ihn 1927 aus der Fachgesellschaft ausschloss (vgl. Längle 2005).
Die Stärke der Logotherapie liegt wahrscheinlich eher im Bereich der Beratung für (noch) gesunde Menschen, die Orientierung im Hinblick auf Lebensfragen suchen, also mehr auf dem Gebiet der Seelsorge und Prävention als in der Psychotherapie im eigentlichen Sinne. Auch Frankl selbst sah die Logotherapie nicht als eine eigene Therapieform an, sondern nur als eine Erweiterung der herkömmlichen Psychotherapie um den geistigen Bereich.

7.2 Analytische Psychologie (C.G. Jung)

Carl Gustav Jung (1875–1961), Schweizer Psychiater und früher Schüler von Sigmund Freud, gründete nach dem Bruch mit Freud 1913 eine eigene psychotherapeutische Schule, die »Analytische Psychologie«, auch »Komplexe Psychologie« genannt. Sie ist in Deutschland als wirksames Behandlungsverfahren gesetzlich anerkannt. Die Kosten werden von den Krankenkassen nach dem üblichen Antragsverfahren sowohl als tiefenpsychologisch fundierte Psychotherapie bis zu 100 Stunden mit 1–2 Wochenstunden als auch als analytische Psychotherapie im Umfang von 100–300 Stunden übernommen.

Schon das Arrangement der Behandlung unterscheidet sich von der klassischen Freudschen Psychoanalyse. Dort sitzt der Analytiker, den Blicken des Analysanden entzogen, hinter dem Kopfende der Couch. Bei der Therapie nach Jung sitzt oder liegt der Patient, während der Analytiker ihm sichtbar gegenübersitzt. Die Jungianer lassen also eher eine reale Beziehung zum Therapeuten zu, die Begegnung und Austausch ermöglicht. Die Freudianer dagegen lassen die unmittelbare Beziehung möglichst ganz zurücktreten, damit die Patienten ihre Konflikte ungestört auf den Therapeuten übertragen können. Die Jungianer sind in der »Deutschen Gesellschaft für Analytische Psychologie« (DGAP) bzw. der »International Association for Analytical Psychology« (IAAP) zusammengeschlossen, C.G.-Jung-Institute gibt es in Berlin, Köln, München, Stuttgart und Zürich.

Vielleicht mehr noch als die Psychologie und Psychotherapie hat C.G. Jung mit seinem Werk die Religionswissenschaften, Völkerkunde und die Kunstwissenschaften beeinflusst. Er war beseelt von der Idee, Urbilder und Vorstellungen zu finden, die in jedem Menschen, unabhängig von seiner Kultur und Geschichte, wirksam sind. Er unternahm weite Reisen, sammelte die Kunst fremder Völker und studierte ihre Mythen. Dabei fiel ihm auf, dass sich viele Symbole und Motive glichen, ohne dass sich die Kulturen beeinflusst haben konnten. Daraus schloss er auf bestimmte, im Laufe der Evolution entstandene und biologisch tief verankerte Erlebnisformen, die er »Archetypen« nannte. Er untersuchte ihre Bedeutung für die menschliche Entwicklung und nutzte sie zum Verständnis der Träume und Phantasien, aber auch der Neurosen und Wahninhalte seiner Patienten. Zu den Archetypen zählte er unter anderem den »Schatten« (das heißt den im Dunkeln liegenden, nicht wahrgenommenen Teil einer Person), die weiblichen und männlichen Anteile »Anima« und »Animus«, die »Große Mutter«, den »Abstieg der Seele zum Wasser« und den »Abstieg ins Totenreich«. Das Auftauchen solcher Bilder soll mit einem Gefühl des Heiligen verbunden sein und ein Gefüge von Sinn und Ordnung stiften, das für die Person wichtig ist.

Jung sah die Aufgabe des Therapeuten darin, den Patienten bei der Erforschung seiner seelischen Tiefen zu begleiten, damit er reifer werden kann. Dabei spielt die Auseinandersetzung mit Grunderfahrungen des Lebens wie Geburt, Liebe, Wandlung, Trennung, Schuld und Tod eine Rolle, aber auch Konflikte wie zum Beispiel zwischen dem Wunsch nach Selbstständigkeit und nach Abhängigkeit. Bei jedem dieser Lebensthemen können auch Sinnfragen auftreten. Freuds illusionslose Einstellung gegenüber den auf ein Jenseits gerichteten Versprechungen der Religion erschwert nach Jungs Ansicht das Leben. Bezugnehmend auf Jung drückt der Benediktinermönch Anselm Grün diesen Gedanken so aus: »Im Tod ein Ziel zu sehen, ermöglicht es uns, unsere Vorstellungen vom Leben loszulassen und gelassener und somit reifer zu leben« (Grün 2007, S. 253).

Vor allem das Konzept kollektiver, unbewusster Motive und Symbole ist es, die Jungs Lehre von der Freuds unterscheidet und dazu beigetragen hat, dass sie in die Nähe der Esoterik gerückt wurde. Bereits in einem seiner ersten Gespräche mit Jung hatte Freud von der Notwendigkeit gesprochen, ein Bollwerk gegen die »schwarze Schlammflut des Okkultismus« zu errichten (Wehr 2003, S. 28); das sollte die Triebtheorie der verdrängten Sexualität sein.

7.3 Daseinsanalyse (L. Binswanger)

Im Zusammenhang mit ärztlicher Seelsorge sollte auch der Schweizer Psychiater Ludwig Binswanger (1881–1966) genannt werden. Er gilt als Begründer der »Daseinsanalyse«, einer therapeutischen Richtung, die sowohl von der Psychoanalyse Freuds als auch von der phänomenologischen und Existenzphilosophie beeinflusst wurde. 1971 gründeten Medard Boss und Gion Condrau das »Daseinsanalytische Institut für Psychotherapie und Psychosomatik« in Zürich, seit 1991 sind Institute und Gesellschaften aus verschiedenen Ländern, unter anderem auch aus Deutschland und Österreich, in der »Internationalen Vereinigung für Daseinsanalyse« zusammengeschlossen.

Der Begriff »Dasein« geht auf Martin Heidegger zurück und soll den Begriff »Psyche« ersetzen. Nach Heideggers Lehre ist das menschliche Dasein auf Sorge gegründet. Daraus ergibt sich für Binswanger das therapeutische Angebot der »Für-Sorge« als einer besonderen Form der Seelsorge. Im Gegensatz zur Psychoanalyse ging es Binswanger nicht darum, die *hinter* den Symptomen versteckten, unbewussten Triebkonflikte aufzudecken, sondern er hielt sich an das, was dem Erleben unmittelbar zugänglich ist. Er wollte als Ganzes in den Blick bekommen, wie ein Mensch sein Leben lebt. Nicht auf das »Warum«, sondern auf das »Wie« der Lebensform und deren Einschränkungen durch die Krankheit kam es ihm an. Dazu schaute er sich gemeinsam mit dem Patienten an, wie dieser mit anderen Menschen und mit sich selbst und seinem Körper umging, aber auch, ob und wie sich das Erleben von Raum und Zeit verändert hatte. Das Dasein, das den Menschen vor Tieren, Pflanzen und leblosen Dingen auszeichnet, bietet die Freiheit, zwischen verschiedenen Lebensentwürfen zu wählen, auf sein Gewissen zu hören und Verantwortung zu übernehmen. Indem der Therapeut versucht, das aktuelle Dasein des Patienten empathisch nachzuvollziehen, will er ihn von den neurotischen Einschränkungen des Handlungsspielraums befreien. Krankheit wird immer als ein Verlust an menschlicher Freiheit verstanden.

Für Binswanger war das, was in seinen Schriften philosophisch klingt, gelebter Alltag. Er führte 45 Jahre lang das zuvor von seinem Vater und seinem Großvater geleitete Sanatorium »Bellevue« in Kreuzlingen am Bodensee. Es genoss einen besonderen, weit über die schweizerischen Grenzen hinausgehenden Ruf. Viele berühmte Persönlichkeiten wie Gustav Gründgens, der Kunsthistoriker Aby Warburg und Ernst Ludwig Kirchner wurden dort behandelt. Es entsprach der Tradition der Familie Binswanger, mit den Kranken in einer Gemeinschaft zu leben, gemeinsam zu Mittag und zu Abend zu essen und danach noch beisammen zu sitzen. Seine Frau und die sechs Kinder kannten die Devise: »Erst kommen die Kranken, dann kommt ihr!« (vgl. wikipedia).

Im Vergleich mit anderen psychotherapeutischen Verfahren nimmt die Daseinsanalyse ebenso wie die Logotherapie eine Außenseiterrolle ein. Ihre Wirksamkeit ist durch Studien nicht genügend belegt. Ihr Erfolg hängt sicher wesentlich davon ab, ob Therapeut und Patient zueinander passen und ob sie das differenzierte Menschenbild teilen können.

7.4 Alternativer »Psycho-Markt«

Neben den sinnorientierten Psychotherapieschulen gibt es eine Fülle verheißungsvoller Angebote, die bei Sinnkrisen schnelle Hilfe versprechen. So findet man in den Stadtmagazinen, zum Beispiel in der Berliner »zitty«, regelmäßig Annoncen wie diese: »Spiritueller Gesprächs- und Arbeitskreis«, »Bioenergetik-Workshop«, Krisen- und Konfliktberatung für Frauen und Mädchen«, »Familienaufstellung/Traumtherapie bei professionellem Therapeuten«, »Integrative Primärtherapie bei erfahrener Therapeutin«, »Hypnose hilft«, »Wiederentdeckung der Lebenslust – für Frauen, die sich in einer unglücklichen Liebesbeziehung befinden oder diese noch nicht ausreichend verarbeitet haben«, »Lass die Seele Bilder malen«, »Berührung mit Tantra – entfalte deine Lust- und Liebesenergie mit Body, Soul & Spirit«, »Meridiane klopfen« und so weiter. Auch nach Hilfen bei der Sinnsuche braucht man nicht lange zu suchen: »SinnBeratung/Coaching/Training/Krisenbegleitung. Sie befinden sich in einer Umbruchsphase? Sie suchen nach dem Sinn Ihres Lebens? Dann sind Sie bei mir genau richtig! In meiner SinnBeratung finden Sie neue Lebensziele und freuen sich auf einen neuen Lebensabschnitt! Mit Emotionsmanagement zur Erfolgsstrategie!«
Schon die vielen Ausrufezeichen in der letzten Anzeige sollten einen misstrauisch werden lassen. Es spricht nicht unbedingt für die Qualität eines Therapeuten, wenn dieser es nötig hat, wie ein Marktschreier Ratsuchende zu gewinnen. Doch für manche ist das Angebot schneller und direkter Hilfe verlockend: Problemlösung an einem Wochenende – und das ohne Wartezeit. Viele schätzen auch den Abstand zur etablierten Psychotherapie. Sie wollen nicht als Patient, sondern als normaler Kunde, als »Klient«, angesprochen werden, der Selbsterfahrung als eine Dienstleistung kauft wie einen Haarschnitt oder eine Massage. Solche Angebote müssen nicht schlecht sein, unterliegen aber keinerlei Kontrolle. Die Bezeichnung »Therapeut« ist gesetzlich nicht geschützt. Bei entsprechender Veranlagung kann man rasch zu einem echten Patienten werden, wie die folgende Fallgeschichte zeigt:

Eine 33-jährige Richterin wird von ihrem Mann zu mir in die Klinik gebracht. Auf der Bahnfahrt am Tag zuvor hatte sie große Angst. Überall habe sie Fratzen gesehen und in jedem Bahnangestellten einen Teufel, der genau gewusst habe, wer sie ist. Alles um sie herum teilte sie in gut und böse ein, in vielem erkannte sie Nazi- oder Friedenssymbole, Buchstaben und Zahlen waren für sie Teil eines komplexen Bedeutungssystems. Nichts war mehr zufällig, jedes Ding enthielt eine Botschaft für sie. Die Frau war bis dahin immer gesund und leistungsfähig gewesen.

Was war passiert? Eine Woche zuvor hatte sie mit ihrem Mann an einem viertägigen Selbsterfahrungskurs »Familienaufstellung« teilgenommen. Mit dieser umstrittenen Methode, die mit dem Namen Bert Hellinger verbunden ist, werden durch Rollenspiele mit der Deutungsmacht des Leiters Beziehungen zwischen Familienmitgliedern festgelegt (vgl. dazu Buchholz 2003). Die Patientin versprach sich von dem Seminar eine Klärung ihrer Eheprobleme. Durch ihre berufliche Versetzung in eine entferntliegende Stadt konnten sich die Eheleute nur noch an den Wochenenden sehen. Zudem hatte sie an ihrem neuen Arbeitsplatz einen Kollegen kennengelernt, für den sie im Stillen schwärmte. Auch Gedanken, eine eigene Familie zu gründen, beschäftigten sie. Sie berichtete in sprunghafter, schwer verständlicher Weise von verschiedenen »Wahrheiten«, die sie erfahren habe. Unter anderem nannte sie die nationalsozialistische Vergangenheit ihres Großvaters, wobei Phantasie und Realität fließend ineinander übergingen. Wie sich herausstellte, bestand bei der Patientin eine erbliche Belastung für Schizophrenie. Unter der unvermittelten Wucht vermeintlicher »Selbsterfahrung« zerbrach das seelische Gefüge der Patientin, und Innen und Außen, Selbst und Welt vermischten sich. Es lagen die Kriterien einer Psychose vor.

So katastrophal enden solche Workshops zum Glück selten. Die Gefährdung geht weniger von der Person des Leiters aus, der mehr oder weniger erfahren, selbstverliebt oder einfühlsam sein kann. Problematischer sind die Rahmenbedingungen. Die gegenseitige Verpflichtung, sich innerhalb weniger Tage gegenüber fremden Menschen zu öffnen und frei über die eigenen Sehnsüchte und Ängste zu sprechen, stellt eine künstliche Situation dar. Es entsteht rasch eine Intimität und Dichte der Beziehung, wie sie als Kind in der eigenen Familie erlebt oder ersehnt wurde. Damit einher geht eine regressive Sogwirkung, der sich die Teilnehmer nur schwer entziehen können – und auch nicht wollen, denn dafür haben sie schließlich bezahlt. Kindliche Wünsche und Phantasien werden wachgerufen, und man neigt dazu, sich auch entsprechend kindlich zu verhalten. Der Gruppenleiter wird zur Vater- oder Mutterfigur, deren Ansichten man ohne die kritische Prüfung des Erwachsenenverstandes übernimmt. Man verliebt sich leicht oder entwickelt (geschwisterliche) Neidgefühle gegenüber anderen Gruppenmitgliedern. So kann es innerhalb kurzer Zeit geschehen, dass man sich in ein Geflecht intensiver Gefühlsbeziehungen verstrickt. Wie eine Fliege im Spinnennetz können sich manche aus eigener Kraft nicht mehr befreien; sie suchen Schutz bei der Spinne, die sie gefangenhält. Solche regressiven Prozesse sind aus allen Therapien bekannt, die psychoanalytischen Verfahren fördern und nutzen sie gezielt als Wirkprinzip. Der entscheidende Unterschied zu den Wochenendseminaren liegt aber in dem Faktor »Zeit«. Innerhalb weniger Tage lassen sich tiefere Regressionen selbst von erfahrenen Therapeuten nicht ausreichend steuern, um Störungen des Realitätsbewusstseins zu verhindern. Das ständige Zusammensein im Gruppenraum, weitgehend abgeschirmt von den Einflüssen der Außenwelt, verstärkt diese Gefahr. Man merkt nicht, wie die Luft stickig wird und ein Gewächshausklima entsteht, das wilde Blüten treibt. Am Ende des Seminars steht man dann plötzlich alleine da und fühlt sich dem frischen Wind schutzlos preisgegeben. Die meisten gewöhnen sich rasch wieder ein und denken an ihre Selbsterfahrung zurück wie an eine exotische Reise. Manche melden sich sofort zur nächsten oder einer anderen Gruppe an. Wer jedoch unter hohem seelischen Druck steht und zudem noch erblich vorbelastet ist, sollte um das Risiko einer ernsthaften psychiatrischen Erkrankung wissen.

Wir haben einen weiten Bogen geschlagen. Welches Fazit lässt sich ziehen? Ein Sinn im Leben ist die normalerweise nicht hinterfragte Grundlage unseres Daseins. Ein Ziel, an dem wir uns orientieren, muss nicht jeden Tag neu formuliert werden. In bestimmten Umbruch- und Krisenzeiten kann der Daseinsgrund jedoch brüchig werden, ebenso bei Schicksalsschlägen, schweren Belastungen oder Krankheiten. Ist die Verankerung in einem Sinn- oder Glaubenssystem ausreichend stabil, so kann Leid leichter ertragen werden. »Wer ein Warum zu leben hat, erträgt fast jedes Wie«, paraphrasierte Frankl (1977, S. 124) Nietzsche. Gerade bei psychischen Krankheiten wie zum Beispiel Depressionen, kann dieses »Warum« als quälende Frage aufbrechen. In diesem Fall wäre zu erwarten, dass die Lebenszweifel nach erfolgreicher Behandlung der Depression wieder in den Hintergrund treten. Manchmal kann daraus die Erkenntnis erwachsen, etwas im Leben verändern zu müssen – und sei es nur, etwas kürzer zu treten. In belastenden Lebenssituationen empfiehlt Frankl, die Sinnfrage umzukehren. Anstatt zu fragen, was wir vom Leben noch zu erwarten haben, sollte man besser eine Antwort darauf suchen, was das Leben von uns erwartet. Und die Antwort sollte nicht durch Reden oder

Grübeln gegeben werden, sondern durch ein Handeln, das die Aufgaben erfüllt, die das Leben jedem von uns täglich und stündlich stellt (vgl. Frankl 1977, S. 124 ff). Fruchtlos wäre es, mit einem Menschen über den Sinn des Lebens zu sprechen, wenn dieser meint, solche Fragen erst theoretisch geklärt haben zu müssen, bevor er sich im Leben engagieren könne. Er wäre wie jemand, der schwimmen lernen will, bevor er ins Wasser geht.

8 Soll ich zusätzlich Medikamente nehmen?

Auch bei dieser Frage hat sich die Einstellung der Fachleute in letzter Zeit geändert. Früher vertraten Therapeuten, vor allem aus der psychoanalytischen Richtung, eine Entweder-oder-Haltung. In psychotherapeutischen Fachkliniken wurden früher Psychopharmaka nicht selten ohne nähere Prüfung oder Rückfrage beim verordnenden Arzt abgesetzt. Die Verhaltenstherapeuten konnten aufgrund ihrer am Symptom orientierten Ziele leichter eine pragmatische Haltung einnehmen. Wie im ersten Kapitel bereits erwähnt, können Medikamente bei verschiedenen Erkrankungen eine Psychotherapie sinnvoll ergänzen oder gar erst ermöglichen. Zu nennen sind hier insbesondere Depressionen, Zwangs- und Angsterkrankungen, Borderline-Störungen, natürlich Psychosen und gegebenenfalls auch Schmerzstörungen. Je nach Schweregrad der Erkrankung kann eine Kombinationsbehandlung einer ausschließlich psychotherapeutischen oder pharmakologischen Behandlung überlegen sein. Zudem können während einer Psychotherapie Krisen auftreten, die einer raschen medikamentösen Behandlung bedürfen. Das können Zustände unkontrollierbarer Erregung, Selbsttötungsimpulse, anhaltende Schlafstörungen oder starke vegetative Symptome wie Schwitzen, Herzklopfen oder Zittern sein. Bevor wir auf die wichtigsten Medikamentengruppen kurz eingehen, seien noch ein paar allgemeine Regeln und Erfahrungen mitgeteilt (vgl. Reimer et al. 2000).
Wenn Ihr Therapeut der Meinung ist, dass Sie ein Medikament brauchen, so sollte er Ihnen dies natürlich zunächst begründen. Er sollte Ihnen die Ziele und mögliche Nebenwirkungen der medikamentösen Behandlung erläutern. Wenn er das Medikament selbst verschreiben will, sollte er über gute Kenntnisse und Erfahrungen mit Medikamenten verfügen. Er muss Ihre körperlichen Vorerkrankungen kennen, mögliche Unverträglichkeiten berücksichtigen und gegebenenfalls vor der Verordnung Laboruntersuchungen wie Blutbild und Leberwerte oder ein EKG veranlassen. Günstig ist es, wenn die psychotherapeutische und die medikamentöse Behandlung in einer Hand bleiben, denn beides ist nicht unabhängig voneinander zu sehen. Zudem könnten Sie durch einen zweiten Behandelnden

verunsichert werden und sich fragen, wer für Sie primär zuständig ist und was Ihnen eigentlich hilft: die Psychotherapie oder das Medikament. So wäre es wichtig, dass Arzt und Therapeut zumindest gelegentlich miteinander sprechen, um sich über den Behandlungsverlauf auszutauschen. Die Verordnung eines Medikaments kann ganz unterschiedlich erlebt und verarbeitet werden. Es ist wichtig, dass Sie Ihre Einstellung gegenüber einem Medikament, Ihre Erwartungen und Vorbehalte mit dem Therapeuten besprechen. Folgende Aspekte können Ihre Einstellung beeinflussen:

- Eine medikamentöse Behandlung kann für Sie ein Scheitern, also ein Misslingen der Psychotherapie bedeuten. Sie könnten denken, Sie seien ein hoffnungsloser Fall, bei dem am Ende nur noch Chemie etwas bewirken kann. Das wäre eine depressive Annahme, die unbedingt korrigiert werden sollte.
- Ein Medikament könnte Ihre Veränderungsbereitschaft hemmen und eine passive Einstellung fördern. Das würde der Intention der Psychotherapie zuwiderlaufen.
- Sie lehnen Medikamente ab oder sind hin- und hergerissen und überlegen jeden Tag, ohne sich zu einer Entscheidung durchringen zu können. Dahinter könnte die Angst stecken, die Kontrolle über sich zu verlieren. Manche Patienten äußern die Befürchtung, dass Psychopharmaka ihre Persönlichkeit verändern könnten. Sie haben typischerweise ein hohes Bedürfnis nach Eigenständigkeit.
- Menschen, die dazu neigen, die Welt in gut und böse einzuteilen, könnten dem Medikament alle guten Eigenschaften und dem Therapeuten alle schlechten zuschreiben oder umgekehrt. Das könnte die Therapie empfindlich stören und, falls sich das nicht problematisieren lässt, zum Abbruch der Behandlung führen. Eine überhöhte Erwartung an das Medikament kann zu einer längeren Einnahme als nötig und zu einer psychischen Abhängigkeit führen. Es wird dann schwierig werden, das Medikament wieder abzusetzen.
- Lehnt ein Patient eine notwendige psychopharmakologische Behandlung ab, so kann sich darin auch eine Überschätzung der psychotherapeutischen Möglichkeiten ausdrücken. Davor sind übrigens auch Therapeuten nicht gefeit.
- Schließlich kann ein Patient medikamentöse Hilfe auch aus einer zwanghaft-masochistischen Grundhaltung heraus ablehnen, die ihn dazu zwingt, sein Leiden auszuhalten.

Welche Medikamente kommen in Frage? Die größte Bedeutung haben die folgenden drei Gruppen: »Neuroleptika«, »Tranquilizer« und »Antidepressiva«. Wer Genaueres wissen möchte, sei auf den im Anhang empfohlenen Ratgeber verwiesen.

8.1 Neuroleptika

Zu unterscheiden sind »stark«- und »schwachpotente Neuroleptika«. Starkpotente Neuroleptika werden bei Sinnestäuschungen, Störungen der Realitätswahrnehmung, Wahnerleben und damit zusammenhängenden Erregungszuständen eingesetzt. Solche Zustände kommen nicht nur bei Psychosen vor, sondern vorübergehend auch bei Borderline-Patienten. Niederpotente Neuroleptika wirken kaum bzw. nur in sehr hohen Dosen auf solche Symptome, dafür haben sie eine stärker dämpfende Wirkung. Das begründet ihren Einsatz bei Unruhe, zur Förderung des Nachtschlafs, bei gesteigerter Reizbarkeit und eventuell bei Ängsten. Auch Entfremdungsgefühle, die Mitbehandlung von Schmerzen oder die Schwierigkeit, gegen sich oder andere gerichtete Impulse zu kontrollieren, können den Einsatz von Neuroleptika notwendig machen. Eine körperliche Abhängigkeit entwickelt sich nicht.

8.2 Tranquilizer

Stärker und rascher angstlösend, entspannend und schlafffördernd wirken »Tranquilizer«, nach der chemischen Substanzgruppe auch »Benzodiazepine« genannt. Die Wirkung wird von den Patienten oft als sehr angenehm erlebt und die Medikation gut vertragen. Manche Patienten fühlen sich nach langer Zeit plötzlich wieder frei von Angst. Das Problem liegt in der Gefahr der körperlichen Abhängigkeit, mit der nach etwa 3- bis 4-wöchiger Einnahme zu rechnen ist. Wirkungsverlust, Dosissteigerung und Entzugserscheinungen nach Absetzen sind die Folgen. Nach zu frühem Absetzen können allerdings auch die alten Symptome wieder auftauchen. Um das Ausmaß an Entzugserscheinungen gering zu halten, sollen diese Medikamente grundsätzlich schrittweise reduziert werden.
Gerade in der rasch einsetzenden Entspannung und Beruhigung liegt für manche Patienten eine dem Alkohol vergleichbare Versuchung. Damit

könnte ihre Motivation zur weiteren psychotherapeutischen Arbeit nachlassen. Tranquilizer sollten daher nur zur Krisenbewältigung und nach Möglichkeit nicht länger als drei Wochen eingenommen werden. Das Verlangen nach solchen Medikamenten kann Ausdruck passiver Wünsche wie nach Versorgtwerden sein und sollte in der Psychotherapie besprochen werden.

8.3 Antidepressiva

Wie der Name sagt, wirken »Antidepressiva« gegen Depressionen, allerdings nicht sofort wie die Tranquilizer, sondern frühestens nach einer Woche, oft erst nach 2–4 Wochen. Es gibt Antidepressiva mit dämpfender, schlafanstoßender Wirkung und solche mit aktivierender Wirkung. Die Kombination von Antidepressiva und Psychotherapie ist nach vielen Studien bei Depressionen wirksamer als eine Behandlung allein mit Medikamenten oder mit Psychotherapie. Allerdings ist zu beachten, dass Patienten mit schweren (»endogenen«) Depressionen, die durch Hemmung und Selbstvorwürfe gekennzeichnet sind, in diesem Stadium der Erkrankung mit einer Psychotherapie im engeren Sinne überfordert wären.
Die neueren Antidepressiva, unter anderem die sogenannten »SSRI«, zeichnen sich zum einen durch bessere Verträglichkeit aus, zum anderen geht ihr Wirkspektrum über Depressionen hinaus. Die Abkürzung steht für die spezifische Wirkung auf den Botenstoff »Serotonin«, der neben anderen für die Entstehung von Depressionen, aber auch von Angst- und Zwangserkrankungen verantwortlich gemacht wird. Auch bei diesen Erkrankungen ist bei entsprechend ausgeprägter Symptomatik eine Kombinationsbehandlung empfehlenswert und erhöht die Erfolgschancen einer Psychotherapie.

8.4 Sonstige Medikamente

Nur kurz erwähnt werden sollen »Lithiumsalze«, »Carbamazepin« und »Valproinsäure«, die zur Rückfallverhütung bei manisch-depressiven Erkrankungen wie auch zur Akutbehandlung von Manien eingesetzt werden. »Betablocker« sind blutdrucksenkende Mittel, die vorübergehend zur Linderung vegetativer Angstsymptome wie Herzklopfen, Schwitzen und Zittern verordnet werden können. Patienten fragen nicht selten zunächst nach pflanzlichen Präparaten. »Johanniskraut« hat in ausreichender Dosierung (600–900 mg) einen nachgewiesenen Nutzen bei leichten Depressionen, kann allerdings den Abbau anderer Medikamente beeinflussen. »Baldrian« und »Hopfen« eignen sich zur Beruhigung und Förderung des Nachtschlafs und werden gut vertragen, doch sind sie bei ausgeprägteren Spannungszuständen und Ängsten nicht wirksam genug.

Ein 42-jähriger selbstständiger Immobilienmakler ist wegen Arbeitsblockaden und Versagensängsten in psychotherapeutischer Behandlung. Im Verlauf stellte sich heraus, dass er zu Wutausbrüchen gegenüber seiner Frau und Tochter neigt, aber auch gegenüber seinen Mitarbeitern. Im Rahmen beruflicher Schwierigkeiten mit existenziell bedrohlichem Rückgang der Aufträge und einer schweren Ehekrise geriet der Patient innerhalb von 1–2 Wochen in einen angespannt-misstrauischen Zustand, in dem er die Schuld nur bei den anderen sah. Tranquilizer und vorübergehend auch Neuroleptika brachten eine rasche Entspannung. In dieser belastenden Situation gelang es nicht, die Tranquilizer innerhalb weniger Wochen abzusetzen. Erst nachdem sich die berufliche und private Situation nach über einem Jahr entspannt hatte, konnte ein Entzug erfolgen – dann allerdings unter stationären Bedingungen. In dieser lang andauernden Krisensituation war es nicht möglich, die zugrundeliegende tiefe Selbstwertproblematik mit dem Patienten entsprechend zu bearbeiten. Dank der Medikamente gelang es aber, dass er die Konflikte lösen und die psychotherapeutische Behandlung fortsetzen konnte.

9 Welche Risiken birgt eine Psychotherapie?

Früher wurde über Nebenwirkungen und Misserfolge einer Psychotherapie kaum gesprochen, geschweige denn geschrieben. In den meisten Lehrbüchern fehlten bis vor kurzem Hinweise zu den Anwendungsgebieten, Gegenanzeigen und Risiken, zu grundlegenden Informationen also, die man auf jedem Beipackzettel eines Medikaments findet. Eine mündliche Aufklärung durch den Therapeuten zu Beginn einer Behandlung dürfte die Ausnahme gewesen sein und ist auch heute noch nicht selbstverständlich. Doch hat sich das Bewusstsein für diese Thematik in den letzten Jahren verändert. In der Chirurgie und allen anderen organmedizinischen Fächern hat man damit begonnen, nach den Ursachen fehlender Behandlungserfolge, nach Behandlungsabbrüchen und nach eigenen Fehlern zu forschen. Von den entsprechenden Fachgesellschaften werden auf der Grundlage der aktuellen wissenschaftlichen Erkenntnisse Leitlinien erstellt, die das Vorgehen bei der Diagnose und Therapie einer Erkrankung festlegen. Diesem Trend zu mehr Transparenz folgt die »sprechende Medizin«, auch wenn hier stärker individualisierende Konzepte erforderlich sind. In Lehrbüchern und Fachartikeln findet man inzwischen Überlegungen zu günstigen und weniger günstigen Bedingungen für das Gelingen einer Psychotherapie, zu den realistischerweise erreichbaren Zielen sowie zu Therapieschäden. Da auf keine gesicherten Forschungsergebnisse zurückgegriffen werden kann, ist man noch weitgehend auf Erfahrungsberichte angewiesen. Zwei Fragen sollen uns im Folgenden beschäftigen: 1. Wann ist beim derzeitigen Stand der Erkenntnisse davon zu sprechen, dass eine Psychotherapie gescheitert ist? 2. Welche Ursachen können zum Scheitern einer Psychotherapie beitragen und wie kann man sich davor schützen?

9.1 Wann ist eine Psychotherapie gescheitert?

Über die Frage, ob eine Psychotherapie gescheitert ist, können Therapeut und Patient durchaus unterschiedlicher Ansicht sein. Grundsätzlich gilt, dass der Erfolg oder Misserfolg einer Therapie von den vorab besprochenen Zielen abhängt. Doch wie konkret wurde das Ziel besprochen? Wurde es auf die Ausprägung bestimmter Symptome bezogen oder auf die Klärung von Lebensfragen und Konflikten? In einer Verhaltenstherapie, in der typischerweise symptomorientiert gearbeitet wird, könnte zum Beispiel das Ziel formuliert sein: »Die Angst soll so weit abnehmen, dass Sie wieder alleine einkaufen gehen können.« In einer analytischen Psychotherapie wird das Ziel in der Regel umfassender bestimmt, dafür ist es aber auch offener und schwerer zu überprüfen. Es wird nicht auf Symptome, sondern auf die gesamte Persönlichkeitsentwicklung bezogen und könnte zum Beispiel lauten: »Sie sollen innerlich gereift sein, so dass Sie sich von Ihrer Mutter nicht mehr so abhängig fühlen. Dadurch werden Sie sich weniger ärgern und weniger Magenschmerzen haben.« In einer tiefenpsychologisch fundierten Psychotherapie ist der Anspruch an die Persönlichkeitsreifung bescheidener, Symptom- und Lebensziele sind enger miteinander verknüpft. Aus diesen unterschiedlichen Zielbestimmungen können Sie schon ersehen, wie schwierig es ist, die Erfolge der einzelnen Behandlungen objektiv zu bestimmen und miteinander zu vergleichen. Natürlich müsste auch nach Krankheitsbildern differenziert werden. Schwere Zwangserkrankungen lassen sich zum Beispiel schwer behandeln, verhaltenstherapeutische Untersuchungen geben Misserfolgsraten von 40–50 Prozent an, wobei hier allerdings auch diejenigen eingeschlossen sind, deren Symptomatik sich weder verschlechtert noch verbessert hat (vgl. Jacobi 2002).

Wenn Sie Zweifel am Erfolg einer Psychotherapie haben, sollten Sie sich also zunächst die zu Beginn vereinbarten Behandlungsziele in Erinnerung rufen. Nicht immer ist es allerdings gleich am Anfang möglich, ein Ziel ausreichend genau festzulegen. In diesem Fall sollte es nach einiger Zeit präzisiert und gegebenenfalls auch korrigiert werden. Machen Sie sich klar, was Sie erreichen wollen und sprechen Sie mit Ihrem Therapeuten darüber. Fragen Sie ihn, ob er Ihre Ziele für realistisch hält und ob er Sie dabei unterstützen kann. Prüfen Sie, ob Sie bereits Schritte in diese Richtung geschafft haben.

Das klingt einfacher als es ist. Man kann sich vor solchen Fragen scheuen, aus Angst, den Therapeuten zu verärgern. Man will vielleicht nicht den Eindruck erwecken, man misstraue ihm. Doch warum? Der Therapeut wird solche Fragen gerne aufgreifen, denn sie zeigen ihm, dass Sie engagiert und zielstrebig sind und sich für den Therapieerfolg mitverantwortlich fühlen. Er weiß, dass eine solche Einstellung sich günstig auf das Ergebnis auswirkt. Ein Therapeut, der auf derartige Zweifel nicht eingeht und sie möglicherweise beharrlich als »Widerstand« gegen den therapeutischen Prozess deutet, bestätigt auf diese Weise unfreiwillig Ihr Misstrauen. Wenn sich im ersten Jahr der Therapie trotz der vielen Gespräche Ihre Einstellung zur Mutter nicht ändert, so liegt das wahrscheinlich nicht nur an Ihnen. Wenn Sie sich mit einer aufgegebenen Übung zur Angstbewältigung überfordert fühlen, so ist es Aufgabe des Therapeuten, seine Anforderungen zu überprüfen und anzupassen.

Wie schwierig die Einschätzung des Behandlungserfolgs im Einzelfall sein kann, soll beispielhaft an einer der berühmtesten Krankenberichte Freuds aufgezeigt werden (vgl. Freud 1918). Der unter dem Pseudonym »Wolfsmann« bekannte Sergej Pankejeff kam im Alter von 23 Jahren 1910 zu Sigmund Freud in Behandlung und wurde von ihm vier Jahre später als geheilt entlassen. Doch weitere psychoanalytische Behandlungen, zunächst noch einmal für wenige Monate bei Freud selbst und dann bei verschiedenen anderen Therapeuten, waren notwendig. Diese schätzten ihre Behandlungserfolge jeweils wiederum als günstig ein. Im Gegensatz dazu äußerte sich der Patient am Ende seines langen Lebens im Rahmen ausführlicher Gespräche mit einer österreichischen Journalistin durchaus kritisch und skeptisch bezüglich des Behandlungserfolgs (vgl. Obholzer 1980). Mit der Darstellung der Krankengeschichte wollte Freud vor allem seine Auffassung von der kindlichen Triebentwicklung in ihrer Bedeutung für seelische Symptombildungen aufzeigen und gegenüber seinen abtrünnigen Schülern Alfred Adler und C.G. Jung verteidigen. Er versuchte die frühe Kindheit des jungen Mannes bis ins zweite Lebensjahr zu rekonstruieren, indem er dessen Fantasien und Träume deutete. Eine zentrale Stellung in dem Bericht nimmt ein Traum von Wölfen im Alter von 4 Jahren ein, dem der Patient seinen Decknamen verdankt. Die Symptomatik, die zur Behandlung geführt hatte, und der Therapieverlauf sind dagegen nur am Rande erwähnt. Der Patient soll nach einer Tripper-Infektion im 18. Lebensjahr zunehmend unselbstständig geworden sein. Er kleidete sich nicht mehr alleine an und verlangte jede Woche ein Klistier. Er war ein reicher Grundbesitzer, der es sich leisten konnte, in den folgenden Jahren in Begleitung seiner Mutter und Tanten durch Europa zu reisen. Er konsultierte die berühmtesten Nervenärzte seiner Zeit, Bechterew in St. Petersburg, Kraepelin in München und Ziehen in Berlin, und ließ sich von ihnen in Sanatorien behandeln. Während die Psychiater »manisch-depressives Irresein« diagnostizierten, ging Freud von dem Restzustand einer in der Kindheit aufgetretenen und unvollständig ausgeheilten Zwangsneurose aus. Die in Freuds Bericht enthaltenen Angaben zur Symptomatik reichen nicht aus, um mit den heutigen Begriffen eine sichere Diagnose stellen zu können. Befremdend wirkt, dass die gravierenden Lebensereignisse des Patienten, nämlich die Selbsttötung der Schwester vier Jahre und des Vaters zwei Jahre vor Beginn der Psychoanalyse in Freuds Bericht keine Beachtung finden.

Zum Behandlungsergebnis teilte Freud mit: »Ich entließ ihn nach meiner Schätzung als geheilt ...« (Freud 1918, S. 231, Fußnote 3). Doch sobald der Erste Weltkrieg vorüber war, bat Pankejeff um eine Fortsetzung der Analyse. Freud nahm den durch den Krieg mittellos gewordenen Patienten noch einmal für einige Monate in Behandlung. Er sammelte bei seinen Schülern und Kollegen sogar Geld für ihn. Im Anschluss daran blieb der Patient in Wien. Sein Gesundheitszustand sei, so Freud, von einigen Schwankungen abgesehen, im Großen und Ganzen befriedigend gewesen. Stroeken, ein zeitgenössischer Psychoanalytiker aus den Niederlanden, teilt in seinem Buch »Freud und seine Patienten« (2007) mit, dass Pankejeff aus dem Gleichgewicht geriet, als er knapp zehn Jahre später von Freuds Krankheit und dessen möglicherweise bevorstehendem Tod erfuhr. Er fühlte sich im Stich gelassen und wurde psychotisch, das heißt, er entwickelte Wahnideen in Form von Krankheits- und Verfolgungsängsten. Freud lehnte eine dritte Behandlung ab und überwies ihn an seine Schülerin Mack-Brunswick. Die Wahnideen traten zurück, und er blieb über mehrere Jahre unregelmäßig in ihrer Therapie. Dann zog sie aus Wien fort und andere Analytiker, unter anderem Gardiner und Eissler, setzten die Behandlung fort. Es soll viel um Liebesprobleme gegangen sein. Die erwähnte Journalistin spürte den ehemaligen Patienten im Alter von 86 Jahren auf und führte mit ihm über zwei Jahre Gespräche – übrigens gegen den Widerstand der letztgenannten Psychoanalytiker. In diesen Interviews widersprach Pankejeff mancher Darstellung in Freuds Arbeit, doch nach mehreren Jahrzehnten ist natürlich mit Erinnerungstäuschungen zu rechnen. Außerdem ist nachträglich schwer zu beurteilen, inwieweit Freud die Mitteilungen des Patienten richtig verstanden und wiedergegeben hatte. Ebenso fällt es schwer, den Behandlungserfolg objektiv zu beurteilen. Stroeken zieht folgendes Fazit: »Die Ambivalenz, die enormen Zweifel und der Narzissmus verschwanden genauso wenig wie die zwanghaften Verliebtheiten, deretwegen Pankejeff zu Freud gekommen war. Es ist fast deprimierend zu lesen, wie sadistisch bzw. masochistisch Pankejeff sich weiterhin verhielt, indem er Frauen an sich heranzog und wieder fallen ließ (vgl. Obholzer 1980). Andererseits hat er bis zu seiner Pensionierung (als Versicherungsangestellter, Anmerkung D.S.) gearbeitet und bis zu seinem 90. Lebensjahr ein selbstständiges Leben geführt« (Stroeken 2007, S. 167).

Warum habe ich Ihnen diesen Fall vorgestellt? Nicht deshalb, weil er für die Theorie der Psychoanalyse bedeutsam ist, sondern um Sie auf ein Risiko der Psychotherapie, speziell der hochfrequenten Psychoanalyse aufmerksam zu machen (die Behandlungen fanden täglich außer sonntags statt). Gemeint ist die Abhängigkeit vom Therapeuten. Unter dramatischen Umständen vaterlos geworden, die Schwester verloren und ohne geregelte Beschäftigung über Jahre in einer fremden Stadt, wurde der tägliche Termin auf der Couch für den damals 23-jährigen Studenten zum Lebensinhalt, und Freud wurde für ihn rasch zum Ersatzvater. Sobald es nach dem Ersten Weltkrieg möglich war, zog es Pankejeff wieder zu Freud nach Wien zurück. Freud (ebd., S. 231) berichtete in Fußnote 3 über die zweite Behandlung, dass dort in einigen Monaten »ein noch nicht überwundenes Stück der Übertragung« bewältigt werden konnte. Damit meinte Freud die Gefühle, die Pankejeff ihm gegenüber als idealisierter Vaterfigur empfand. Der scheinbare Erfolg der ersten Analyse wurde von Stroeken entsprechend als sogenannte »Übertragungsheilung« beurteilt. Das bedeutet: Nicht die Deutungen der frühkindlichen Triebbedürfnisse brachten den Patienten wieder ins seelische Gleichgewicht, sondern das Gefühl, von dem berühmten Freud behandelt und geliebt worden zu sein. So ist zu vermuten, dass negative Gefühle und Trennungsängste nicht genügend zur Sprache kamen. Als Pankejeff einige Jahre später von Freuds Krebserkrankung hörte, brach bei ihm eine Psychose mit Wahngedanken aus. Er blieb in Wien und zeitlebens von Psychoanalytikern abhängig, am Ende auch finanziell.

Erfahrene Therapeuten stellten über ihre eigene Methode selbstkritisch fest: »Oft ist eine massive Abhängigkeit von der Person des Therapeuten

das nachhaltigste Erlebnis, das in keinem Verhältnis zur erreichten Symptomrückbildung steht …« (Hoffmann et al. 2008, S. 4).
Wie häufig ist mit schädlichen Wirkungen einer Psychotherapie zu rechnen? Ein bekannter Psychotherapieforscher legte dar, dass Verschlechterungen nach einer Psychotherapie prinzipiell nicht zu vermeiden seien, denn die höheren Freiheitsgrade könnten eben nicht nur zu positiven, sondern auch zu negativen Folgen führen. Dies sei bei etwa 10 Prozent der Patienten der Fall (vgl. Bergin 1963, zit. nach Hoffman et al. 2008, S. 5). Darin unterscheidet sich die sprechende Medizin nicht grundsätzlich von der Organmedizin. Jede ärztliche Maßnahme führt zu einem bestimmten Prozentsatz zu Schäden, so dass das Verhältnis von erwartbarem Nutzen und Schaden in jedem Fall sorgfältig abzuwägen ist. Interessanterweise schätzten Analytiker im Rahmen einer Befragung der »Deutschen Psychoanalytischen Vereinigung« (DPV) ihre eigenen Behandlungsergebnisse bei 10,9 Prozent der Patienten als »schlecht« ein (Rüger 2001, zit. nach Hoffmann et al. 2008, S. 6).

9.2 Welche Ursachen kommen für das Scheitern einer Psychotherapie infrage?

Es bietet sich eine Einteilung unter den folgenden vier Aspekten an:

- Ein Patient ist nicht für eine (oder zumindest nicht für *diese*) Psychotherapie geeignet.
- Der Therapeut setzt eine ungeeignete Technik ein oder wendet sie falsch an.
- Therapeut und Patient passen nicht zusammen.
- Einflüsse von außen stören den Erfolg der Therapie.

9.2.1 Der Patient

Die »Schuld« für den Misserfolg einer Therapie wurde bislang häufiger auf Seiten der Patienten als auf Seiten der Therapeuten gesucht. Es besteht weitgehend Übereinstimmung, dass sich die Therapiechancen verschlechtern, wenn ein Patient über eine der folgenden Fähigkeiten nicht ausreichend verfügt:

Einhaltung des Therapierahmens

Wer zum Beispiel durch Angstsymptome häufiger daran gehindert wird, den Therapeuten pünktlich aufzusuchen, wird von einer ambulanten Behandlung nicht ausreichend profitieren können. Gleiches gilt für den, der unter Einfluss von Alkohol oder anderen Rausch- bzw. Betäubungsmitteln zur Therapiestunde kommt. Vor Beginn der Behandlung muss eine Entzugstherapie durchgeführt worden sein. Schwere Angst-, Zwangs- oder unbehandelte Suchterkrankungen können einer ambulanten Therapie entgegenstehen.

Kontrolle der eigenen Impulse

Ungezügelte Wut, Zerstörungsdrang, selbstverletzendes oder fremdgefährdendes Verhalten können eine Therapie zum Scheitern bringen. Dies kann zum Beispiel bei ausgeprägten Borderline-Störungen ein Problem sein. Schwer depressive Menschen mit Selbsttötungsimpulsen müssen zunächst durch geeignete Maßnahmen vor sich selbst geschützt werden (zum Beispiel durch besondere Absprachen, Medikamente oder Krankenhausbehandlung).

Trennung von Fantasie und Realität

Besonders in psychoanalytisch orientierten Therapieverfahren ist es wichtig, dass der Patient zu sich selbst auf Distanz gehen und sich auch von außen aus der Perspektive des Therapeuten betrachten kann. Das ist die Voraussetzung, um zu verstehen, dass die Liebe zum oder die Wut auf den Therapeuten nicht diesem persönlich, sondern eigentlich Vater oder Mutter gilt. Somit wären Patienten mit akuten Psychosen oder paranoiden Einstellungen nicht geeignet.

Kein Missbrauch der Therapie zur Bedürfnisbefriedigung

Hier wäre an den »Wolfsmann« zu denken, der sich jahrelang in dem Gefühl sonnte, Freuds Lieblingssohn zu sein. Ein Rentenwunsch oder andere Versorgungsansprüche können ein auf Gesundung und Autonomie ausgerichtetes Therapieziel blockieren. Grundsätzlich zeigt die Erfahrung: Je größer die durch die Erkrankung erreichten Vorteile sind, desto schwieriger ist es, ein gutes Therapieergebnis zu erreichen.

Kontrolle regressiver Neigungen
Wer dazu neigt, in kindlich-abhängige Verhaltensweisen zu verfallen und darüber die Kontrolle zu verlieren, sollte zumindest mit psychoanalytischer Therapie vorsichtig sein, da diese Regressionen fördert.

Maßnahmen zur Krisenbewältigung
Menschen in akuten Krisensituationen brauchen zunächst keine Psychotherapie, sondern im Gegenteil Abstand von dem belastenden Ereignis und gegebenenfalls konkrete Hilfs- und Beratungsangebote. Wenn die Krise überwunden ist, kann eine Psychotherapie sinnvoll sein, um über die Auslösefaktoren zu sprechen und damit einer erneuten Krise vorzubeugen.

9.2.2 Der Therapeut

Das Ergebnis einer Psychotherapie hängt nicht nur vom Patienten, sondern ebenso vom Therapeuten ab. Bei einer Untersuchung von Psychotherapeuten in einer Beratungsstelle erzielten die erfolgreichsten zehnmal größere Effekte als die am wenigsten erfolgreichen (vgl. Okiishi et al. 2003, zit. nach Hoffmann et al. 2008). Doch der Einfluss der Therapeuten auf den Behandlungsverlauf ist wesentlich schwerer zu kontrollieren und seltener untersucht als der Einfluss der Patienten. Therapeuten kann es an fachlicher Kompetenz oder an charakterlicher Stärke mangeln. Beides ist für Sie unmittelbar schwer einzuschätzen. Sie müssen zunächst einmal von der nötigen fachlichen Qualifikation ausgehen, wenn auf dem Praxisschild einer der in Kapitel 5 aufgeführten Titel genannt wird und der Kostenträger die Behandlung bezahlt. Doch den Studien (zusammengefasst von Mohr 1995) lassen sich einige Hinweise entnehmen, die Ihnen dabei helfen können, Verhaltensweisen und Einstellungen des Therapeuten im Hinblick auf einen erwartbaren Behandlungserfolg zu beurteilen.

Mangel an Empathie
Wenn Sie den Eindruck haben, dass der Therapeut sich schlecht in Sie einfühlen kann, sollten Sie das ernst nehmen. Nicht einfühlsame Therapeuten, aus welchen Gründen auch immer, erhöhen das Risiko, dass eine Therapie scheitert. Geben Sie sich nicht immer gleich selbst die Schuld, wenn der Therapeut Sie nicht ausreichend versteht. Nicht günstig ist es, wenn

Ihnen wiederholt auffällt, dass er Ihre Gefühlslage nicht richtig einschätzt oder unpassende Deutungen gibt. Diese können Ihnen nur nützen, wenn Sie sie in einem Prozess der Verständigung gemeinsam mit dem Therapeuten entwickelt haben, denn nur dann können Sie sie wirklich als zutreffend annehmen. Jede Deutung des Therapeuten ist eine Hypothese, die richtig oder falsch sein kann. Nur Sie selbst können entscheiden, ob sie zutrifft.

Bagatellisierung
Es wäre schlecht, wenn Sie der Meinung sind, dass der Therapeut die Schwere Ihrer Probleme unterschätzt. Das sollten Sie unbedingt mit ihm besprechen. Auf keinen Fall sollten Sie den Eindruck haben, nicht Ernst genommen zu werden. So ist es in einer Verhaltenstherapie oft wenig hilfreich, wenn bei Ängsten vor dem U-Bahnfahren immer wieder darüber diskutiert wird, wie wahrscheinlich es ist, dass eine Bahn stecken bleibt. Das kann umgekehrt sogar zur Angstverstärkung führen. Im Leben richten wir uns eben wenig nach Wahrscheinlichkeiten (Linden 2008).

Fehlender Konsens
Problematisch ist es, wenn Sie andere Vorstellungen vom Therapieprozess oder den zu erreichenden Zielen haben als Ihr Therapeut. Eine Therapie kann nur gelingen, wenn Sie sich wenigstens grob darüber geeinigt haben, auf welche Weise Ihnen am besten geholfen werden kann. Wenn Sie vom Therapeuten zum Beispiel Übungen zur Angstbewältigung erwarten, er mit Ihnen aber über die Beziehung zu Ihren Eltern sprechen will, werden beide enttäuscht sein. In diesem Fall wäre mit dem Therapeuten zu besprechen, ob er willens und fähig ist, sich auf Ihre Wünsche einzustellen, oder ob er eher zu einem Wechsel der Therapie rät.

Schlechte Technik
In der psychoanalytischen Therapie spielen Deutungen der Gefühle, die Sie gegenüber dem Therapeuten empfinden, eine bedeutende Rolle. In der tiefenpsychologisch fundierten Psychotherapie wird mit solchen sogenannten »Übertragungsdeutungen« jedoch nur ausnahmsweise gearbeitet. Solche Deutungen sind insbesondere dann problematisch, wenn sie Sie verwirren. So war eine Patientin entsetzt, als ihr Analytiker ihr mitteilte, dass er glaube. für sie immer wichtiger zu werden und dass er denke, dass sie eine persönliche Beziehung zu ihm wolle. Eine wichtige Rolle bei

dieser Irritation spielte, dass die Patientin in einer früheren Therapie einen sexuellen Übergriff durch den Therapeuten erlebt hatte. Unter dem Decknamen Clarissa X beschrieb sie den Verlauf ihrer missglückten Psychoanalyse in einem teilweise publizierten Brief an einen prominenten Gutachter und Forscher auf dem Gebiet der Psychoanalyse. Dieser kommentierte ihre Erfahrung wie folgt: »Solche angeblichen Übertragungsdeutungen sind leider nicht selten und führen zumindest bei nachdenklichen und feinfühligen Patienten fast notwendigerweise ins Chaos. ... (Sie werden) unbewusst als Verführungen erlebt ..., die zugleich permanent abgewiesen werden« (Thomä und Clarissa X 2008, S. 141–142).
Fühlen Sie sich nach Therapiestunden häufig bedrückt und zweifeln an sich, so kann es daran liegen, dass sich Ihr Therapeut vor allem für Ihre Schwächen interessiert. Das kann auf Dauer jedem Menschen das Gefühl geben, dass er abhängig und hilfsbedürftig ist. Er hat die Perspektive des Therapeuten übernommen und erkennt bei sich rascher die Schwächen als die Stärken. Es ist jedoch wissenschaftlich gut belegt, dass ein sogenannter ressourcenorientierter, das heißt die Fähigkeiten des Patienten wertschätzender Behandlungsstil wesentlich bessere Erfolge bringt. Es kann also in eine Sackgasse führen, wenn man gemeinsam nur auf die Probleme starrt wie ein Kaninchen auf die Schlange. Peter Fürstenau, ein systemisch denkender Psychoanalytiker, prägte dafür den Begriff der »Problemtrance«. Er empfiehlt den Therapeuten, den Kontext zu erweitern, indem sie zum Beispiel danach fragen, in welchen Situationen ein Patient *weniger* Symptome verspürt. Ebenso wäre es im Hinblick auf Beziehungen wichtig, auch über gute Erfahrungen zu sprechen.

Kein roter Faden

Es wäre wenig erfolgversprechend, wenn Sie mit Ihrem Therapeuten Woche für Woche immer nur die Sorgen der zurückliegenden sieben Tage besprechen würden. Wenn Sie in einem Zustand sind, in dem Sie sich viele Sorgen machen, wäre es wichtig, einen Schritt zurückzutreten und gemeinsam darüber nachzudenken, wie Sie den Kreislauf von Sorgen, Anspannung und Niedergeschlagenheit durchbrechen können. Brauchen Sie vielleicht eine Auszeit, um erst einmal Abstand von Ihren Sorgen zu bekommen? Oder lassen sich bestimmte Strategien, Entspannungsverfahren oder Ähnliches finden, damit Sie nicht mehr so empfänglich für Sorgen sind? Auch wenn jede einzelne dieser Sorgen berechtigt wäre, käme es darauf an, den »roten Faden« der Behandlung nicht aus den Augen zu verlieren. Es trägt zur Klarheit bei, sich von Zeit zu Zeit darüber zu verständigen (vgl. Linden 2008).

Ängstigung durch Angstbehandlung

Wenn Ihr Therapeut Ihnen Übungen zur Bewältigung Ihrer Ängste vorschlägt, sollten Sie sich diese nach entsprechender Aufklärung auch zutrauen. Wenn die Angst jedoch nach mehreren Übungen nicht abnimmt, so wäre zu prüfen, ob es sich eher um Mutproben als um therapeutisch sinnvolle Angstbewältigungsübungen handelt.

Auf einer Tagung der Seehof-Klinik in Berlin zu diesem Thema wurde von einer 50-jährigen Frau berichtet, die seit ihrer Jugend unter Angstzuständen litt. Aus Angst, umzukippen, hatte sie ein ausgeprägtes Vermeidungsverhalten entwickelt, war lange krankgeschrieben und verließ kaum noch das Haus. Eine ambulante Verhaltenstherapie hatte nach zwei Jahren eher zu einer Verstärkung der Ängste geführt. Die Therapeutin hatte von der Patientin gefordert, im Dunkeln durch einen Park zu gehen, an dessen Ende die Therapeutin auf sie wartete. Für die Patientin war das mit stärksten Ängsten verbunden, danach war sie jedes Mal völlig erschöpft. Wen wundert es, dass ihre Motivation zur Mitarbeit im letzten halben Jahr ihrer Therapie stark nachgelassen hatte? Es war ein Reizexpositionstraining ohne entsprechende Reaktionsexposition durchgeführt worden, das heißt, die sowieso schon ängstliche und sensible Patientin wurde mit stark ängstigenden Reizen konfrontiert, ohne zuvor Strategien im Umgang mit den körperlichen und seelischen Angstreaktionen gelernt zu haben (vgl. Lieberei 2008).

9.2.3 Therapeut-Patient-Beziehung

Auch wenn Sie prinzipiell für eine Psychotherapie geeignet sind, die Methode richtig gewählt ist, die Technik korrekt angewendet und der Therapeut ausreichend qualifiziert, ist der Erfolg nicht gesichert. Er hängt ganz wesentlich davon ab, ob der Therapeut und Sie menschlich zusammenpassen. Es ist wissenschaftlich gut belegt, dass alles nichts nützt, wenn die »Chemie« zwischen dem Therapeuten und Ihnen nicht stimmt. In diesem Fall wird es Ihnen kaum gelingen, sich aufgehoben und verstanden zu fühlen und das nötige Vertrauen zu entwickeln. Möglicherweise wird es umgekehrt auch dem Therapeuten schwer fallen, sich in ausreichendem Maße auf Sie einzustellen. Die probatorischen Sitzungen vor dem Psychotherapieantrag sollen dem Therapeuten und Ihnen vor allem dazu dienen, zu prüfen, ob man sich ein vertrauensvolles Arbeitsbündnis vorstellen kann. Nehmen Sie sich die Zeit, die Sie brauchen (bis zu fünf Probetermine werden von der Krankenkasse finanziert) und achten Sie auf Ihre Intuition, auf den »sechsten Sinn«. Wenn Sie unsicher sind, scheuen Sie sich nicht, um Bedenkzeit zu bitten oder einen anderen Kollegen aufzusuchen. Es muss nicht gleich der erste sein, dem Sie sich anvertrauen.

9.2.4 Äußere Einflüsse

Selten berücksichtigt werden die nachteiligen Folgen, die eine Psychotherapie für die Angehörigen oder Lebenspartner des betreffenden Patienten haben kann. So kann eine Psychotherapie, in der es vor allem um die Stärkung von Autonomie, Selbstbehauptung und Durchsetzungsfähigkeit geht, zu dominantem Verhalten führen. Es lässt sich immer wieder beobachten, dass das Gleichgewicht in einer Ehe bedroht ist, wenn der unbehandelte Partner nicht bereit oder fähig ist, sich auf einen selbstbewusster werdenden Partner einzustellen.

Das erlebte ich bei einem älteren Ehepaar. Nachdem es gelungen war, die Depression der Patientin nach mehrjährigem Verlauf erfolgreich zu behandeln, kam der Ehemann zu mir in Behandlung. Er hatte sich ganz darauf eingestellt, die Entscheidungen für seine Frau zu treffen und die Gestaltung des Alltags im Wesentlichen allein zu bestimmen. Als sie zunehmend eigene Vorstellungen über Essen, Unternehmungen und Reisen äußerte, beklagte er sich bei mir über seine eigensinnige Gattin und beschrieb bei sich ähnliche Symptome wie zuvor bei ihr. Glücklicherweise begann er nach einigen Gesprächen, sich auf das lang verschüttet gewesene, aktive Temperament seiner Frau neu einzustellen.

Der unbehandelte Ehepartner kann auch eifersüchtig auf den Therapeuten sein, sei es, weil er fürchtet, der andere hielte den Therapeuten für einen verständnisvolleren Partner, sei es, weil er sich eine ähnliche Zuwendung und Aufmerksamkeit wünscht. Misstrauen und Ärger können sich entwickeln, wenn einer der beiden sich bei Meinungsverschiedenheiten immer wieder auf den Therapeuten bezieht, so dass dieser gleichsam als Dritter im Bunde erscheint. Es können Fantasien entstehen, dass dieser die Partnerschaft schlecht macht und zur Trennung rät.

Trennungen nach analytischer Psychotherapie gab es tatsächlich in 20 Prozent (Bolk-Weischedel 1978), nach verhaltenstherapeutischer Behandlung (forcierte Exposition bei Agoraphobie) in 15 Prozent der Fälle (Fiegenbaum 1994, zit. nach Fäh 2002). Lassen Sie sich von diesen Zahlen jedoch nicht abschrecken: Sie entsprechen wahrscheinlich in etwa der zu erwartenden Trennungsrate in der Allgemeinbevölkerung. Immerhin konnte Bolk-Weischedel bei der Hälfte der untersuchten 50 Paare nach analytischer Psychotherapie einen Gewinn für die Partnerschaft feststellen.
Hilfreich kann bei entsprechender Verunsicherung ein kurzes gemeinsames Gespräch mit dem Partner zu Beginn der Therapie sein. Damit lässt sich einer misstrauischen Haltung oft entgegenwirken, was beiden Partnern nützt. Wenn beide um die möglichen Nebenwirkungen auf ihr Zusammenleben wissen, können sie besser darauf reagieren.

In diesem Kapitel haben Sie etwas über die Umstände erfahren, die zu einem Therapieversagen führen können. Um solche Schwierigkeiten rechtzeitig zu erkennen und zu korrigieren, haben sich in letzter Zeit von der Ärztekammer geförderte Qualitätszirkel gebildet, in denen sich Therapeuten bei Unsicherheiten in der Diagnostik und Behandlung eines Patienten gegenseitig beraten. Über den geschilderten Risiken und negativen Erfahrungen sollte nicht vergessen werden, dass eine lege artis durchgeführte Psychotherapie bei korrekt gestellter Indikation in der Regel hilfreich ist. Doch wie lange muss man auf die Wirksamkeit warten? Dazu sei noch einmal Thomä zitiert: »Nach meiner Erfahrung ist Patienten dringend zu einem Therapeutenwechsel zu raten, wenn sich nach ungefähr halbjähriger Therapie im Patienten nichts verändert hat und auch kein Bild in ihm entstanden ist, auf welchem Weg es zu einer Besserung kommen könnte« (Thomä und Clarissa X 2008, S. 140). Bei einem Wechsel der Therapie ist die Krankenkasse allerdings rechtzeitig zu verständigen, da eine neue Psychotherapie oft erst nach 2 Jahren bezahlt wird.

10 Wann ist eine Psychotherapie in der Klinik zu empfehlen?

In manchen Fällen kann es sinnvoll sein, sich zunächst in einer Klinik behandeln zu lassen. Man ist den Pflichten des Alltags enthoben, aus dem möglicherweise belastenden Umfeld befreit, kann sich an den gedeckten Tisch setzen und in der umgebenden Natur entspannen. Das allein ist schon wohltuend.

Man wird von einem ärztlich-pflegerischen Team aufgenommen, das für jeden Patienten einen individuellen Therapieplan entwirft. Die besonderen Möglichkeiten einer psychotherapeutischen Klinikbehandlung liegen vor allem in der Kombination verschiedener Therapiemethoden. Neben Gesprächsangeboten – seien sie verhaltenstherapeutisch oder psychoanalytisch orientiert – stehen je nach Größe der Abteilung unterschiedliche kreative Therapien wie »Mal-«, »Gestaltungs-«, »Kunst-«, »Musik-« sowie »Tanz- und Bewegungstherapie« zur Verfügung. In diesen Therapien lassen sich sinnliche Erfahrungen machen, die Mut, Selbstvertrauen und Einsicht fördern und die Teilnehmer sich selbst näher bringen. Die Therapien finden meist in Gruppen statt, was für viele zu Beginn ungewohnt sein mag. Gruppentherapien – die im ambulanten Bereich nicht so verbreitet sind – bieten jedoch den großen Vorzug, sich im Kontakt mit anderen zu erleben, so dass zum Beispiel Konflikte im Zusammenhang mit Dominanz, Eifersucht und Konkurrenz erkannt und neue Verhaltensweisen erprobt werden können.

Neben den Therapien und der mütterlich versorgenden Klinikstruktur kommt den Mitpatienten also eine große Bedeutung zu. Auch die informellen Gespräche untereinander außerhalb der Therapiezeiten werden immer wieder als hilfreich beschrieben – manchmal wichtiger als die Gespräche mit dem Arzt oder Therapeuten. Alle teilen dasselbe Schicksal, sind aus den gewohnten sozialen Bezügen herausgerissen und dürfen oder müssen sich wie einst von den Eltern versorgen lassen. In diesem Umfeld sind die Schranken zwischen den Menschen nicht so hoch wie sonst. Man kommt leichter ins Gespräch, erfährt viel Persönliches voneinander, kann sich plötzlich auch einmal verlieben – kurz: Man ist von so vielen offenen Herzen umgeben, wie man es im Alltagsleben nicht kennt ... mit allen Chancen und Gefahren.

10.1 In welchen Fällen ist eine Klinikbehandlung zu empfehlen?

- Die Symptomatik ist so ausgeprägt, dass eine ambulante Behandlung nicht möglich oder nicht ausreichend ist. Das kann der Fall sein, wenn Ängste den Betreffenden daran hindern, aus dem Haus zu gehen und eine Praxis aufzusuchen; wenn eine Magersüchtige trotz ambulanter Behandlung in gefährlicher Weise an Gewicht abnimmt (gegebenenfalls muss vorher eine internistische Behandlung erfolgen); wenn bei einer Borderline-Patientin im Rahmen einer Krise Selbstverletzungen auftreten, die in einer ambulanten Therapie nicht aufgefangen werden können; wenn ein Zwangskranker die Angst vor Messern nicht mehr aushält, weil er befürchtet, einen Angehörigen erstechen zu müssen, oder wenn dieser das Zusammenleben nicht länger erträgt.
- Die Symptome stehen im Zusammenhang mit familiären Konflikten und sind erst angehbar, wenn der Betreffende für eine Weile Abstand vom häuslichen Milieu hat. Insbesondere dann, wenn es zu Gewalttätigkeiten kommt, ist eine ambulante Therapie nicht mehr möglich. *Die Ehekrise einer Kindergärtnerin hatte sich derart gesteigert, dass sie vermehrt Alkohol trank und in unkontrollierte Wut- und Schreianfälle ausbrach, wenn ihr Mann nach Hause kam. Eine stationäre Aufnahme brachte eine rasche Entlastung, so dass die Problematik in Ruhe besprochen und geklärt werden konnte.*
- Eine empfohlene ambulante Behandlung kommt nicht zustande, da der Patient nicht genügend motiviert ist. In einer Klinik kann versucht werden, den Patienten von der Notwendigkeit und dem Nutzen einer Psychotherapie zu überzeugen. Das kommt vor allem bei solchen Kranken in Betracht, die in besonderer Weise auf ihre Eigenständigkeit bedacht sind oder die psychisches Leiden als persönliche Schwäche erleben, so dass sie es verleugnen müssen. Die versorgende Atmosphäre einer Station kann dann dazu beitragen, dass sich der Betreffende – vielleicht das erste Mal seit langer Zeit – fallen lassen kann, weicher wird und mit den eigenen Ansprüchen an sich flexibler umgehen kann. Dann erst ergeben sich Ansatzpunkte für eine psychotherapeutische Arbeit.

10.2 Wann kommt eine stationäre Psychotherapie eher nicht in Betracht?

- Eine körperliche Erkrankung, zum Beispiel eine Darmentzündung, ist so ausgeprägt, dass sie internistisch behandelt werden muss.
- Es liegt eine akute Psychose mit Störungen der Realitätswahrnehmung vor. Vor einer psychotherapeutischen ist hier zunächst eine psychiatrische Behandlung erforderlich.
- Patienten mit plötzlich aufgetretenen lebensmüden Gedanken werden in psychotherapeutischen Kliniken nicht aufgenommen. Sie müssen vor sich selbst geschützt und meist auch medikamentös behandelt werden. Handelt es sich jedoch um seit Jahren wiederkehrende Todeswünsche wie bei manchen Borderline-Patienten, so ist unter bestimmten Voraussetzungen eine stationäre Aufnahme möglich.
- Patienten, die ihr süchtiges Verhalten nicht unter Kontrolle haben, können eine stationäre Psychotherapie nicht für sich nutzen. Sie erhalten den Rat, sich zunächst einer Entgiftung und gegebenenfalls im Anschluss einer Entwöhnungsbehandlung in einer entsprechenden Fachklinik oder ambulant in einer Beratungsstelle zu unterziehen.

10.3 Nach welchen Kriterien soll man eine Klinik auswählen?

Im Grunde gilt hier Ähnliches wie bei der Auswahl eines ambulanten Psychotherapeuten. Persönliche Empfehlungen Ihres Arztes ebenso wie von Freunden und Bekannten, das therapeutische Angebot und die Art der Finanzierung sind wichtig. Doch eine weitere Frage stellt sich: Wie weit sollte die Klinik entfernt sein? Soll man möglichst weit von zu Hause wegfahren, um zu sich selbst zu finden? (Das war das Konzept vieler Kurkliniken, die in landschaftlich reizvoller Lage entstanden.) Oder sollte man besser eine wohnortnahe Klinik suchen, damit der Partner oder die Familie in die Behandlung miteinbezogen werden können? Das erscheint oft zweckmäßig, andererseits wird es bei täglichen Besuchen schwerer fallen, Abstand von Zuhause zu gewinnen. Die Frage ist schlecht allgemein zu beantworten. Vielleicht ist eine Zwischenlösung günstig: Weit genug, um nicht zu oft besucht zu werden, so dass eine innere Distanz entstehen kann, andererseits aber nahe genug, damit die Angehörigen gegebenenfalls zu einem Familiengespräch eingeladen werden können.

Stationäre psychotherapeutische und psychosomatische Behandlung wird zum einen in Akutkrankenhäusern, -abteilungen und Universitätskliniken, zum anderen in Rehabilitationskliniken durchgeführt. Im ersten Fall gilt die Behandlung als Teil der medizinischen Regelversorgung zu Lasten der Krankenkasse, im zweiten Fall zu Lasten der Rentenversicherungsträger mit dem Hauptziel der beruflichen Reintegration. Die Rentenversicherung zahlt unter der Voraussetzung, dass der Betreffende noch nicht dauerhaft erwerbsunfähig ist. Sobald eine Dauerrente (Erwerbsminderungs- oder Altersrente) beantragt ist oder bezogen wird, ist die Krankenkasse der Kostenträger. Auch für jüngere Patienten, die noch keinen ausreichenden Anspruch bei der Rentenkasse erworben haben, ist die Krankenkasse zuständig. Etwa 2 000 Akutbetten stehen rund 10 000 Rehabilitationsbetten gegenüber. Psychische Erkrankungen sind eine der Hauptursachen für eine vorzeitige Berentung. Bei den Angestellten (BfA) wurde jeder vierte Mann und jede dritte Frau wegen psychischer Störungen vorzeitig berentet.
Je ein Viertel bis ein Fünftel der Rehabilitationskliniken sind rein verhaltenstherapeutisch bzw. tiefenpsychologisch ausgerichtet, und mehr als die Hälfte der Kliniken arbeiten inzwischen mit beiden Konzepten. Beim Vergleich der beiden Therapieformen findet man auch im stationären Bereich bis 1 Jahr nach Entlassung keine Unterschiede in der Wirksamkeit (Schulz et al. 1999). Auch die Behandlungsdauer ist ungefähr gleich; sie liegt zwischen 1 und 3 Monaten. Eine längere Verweildauer wird von den Vertretern beider Schulrichtungen kritisch gesehen.
Wie unterschiedlich eine psychotherapeutische Behandlung verlaufen kann, soll zum Schluss am Beispiel eines Burnout-Syndroms bei zwei Patientinnen gezeigt werden.

Kasuistik 1

Eine Ende 50-jährige Rechtsanwaltsgehilfin, die seit fast 40 Jahren in derselben Kanzlei arbeitete, war am Ende ihrer Kräfte. Früher nur anfallsweise auftretende Migräneattacken waren in einen Dauerkopfschmerz übergegangen. Von ihrem Hausarzt ließ sie sich deshalb von Zeit zu Zeit Betäubungsmittel in die Nackenmuskulatur spritzen. Als Älteste im Büro fühlte sie sich für alles verantwortlich, wobei sie zugleich Angst davor hatte, den jüngeren Kollegen weichen zu müssen. So blieb sie häufig bis spät abends im Büro. Sie wollte nicht krankgeschrieben werden, denn zu Hause wusste sie nichts mit sich anzufangen. Sie sah nicht ein, was ihr psychotherapeutische Gespräche nutzen sollten. Auch in der Klinik kam sie anfangs nur schwer zur Ruhe und drängte auf ein dichtes Therapieprogramm. Erst nach mehreren Wochen ließen die Kopfschmerzen allmählich nach, und sie konnte erkennen, wie sehr sie sich selbst überfordert hatte. Die vergleichsweise harmlose aber dafür hartnäckige Symptomatik von Kopfschmerz und Erschöpfung war bei dieser Patientin nur in einer psychotherapeutischen Abteilung behandelbar.

Kasuistik 2

Ebenfalls mit einem Burnout-Syndrom wurde eine Ende 40-jährige, bei ihrem Ehemann angestellte Verkäuferin in eine weit entfernte psychotherapeutische Fachklinik eingewiesen. Auslösend waren geschäftliche Sorgen und Eheprobleme. In der Klinik wurden täglich intensive Einzel- und Gruppengespräche geführt. Dabei lernte sie, sich von ihrem Ehemann nicht ausnutzen zu lassen. Wenige Wochen nach Entlassung musste sie jedoch mit Schuldgefühlen gegenüber dem Ehemann, verschiedenen körperbezogenen Ängsten, Hoffnungslosigkeit und lebensmüden Gedanken in einer heimatnahen Klinik erneut stationär aufgenommen werden. Sie musste sich zu allem quälen und schaffte selbst das Duschen kaum noch. Aus dem Burnout-Syndrom hatte sich eine schwere depressive Erkrankung entwickelt. Die Patientin schilderte ihre Überforderung mit dem intensiven psychotherapeutischen Angebot in der ersten Klinik. Verständlicherweise hatte sie zunächst große Vorbehalte gegen eine zweite Klinikbehandlung. Mit antidepressiven Medikamenten und weniger konfrontierenden Gesprächen bildete sich die Depression jedoch schlussendlich gut zurück.

Schluss

Haben Sie Ihre Fragen klären können? Vielleicht hätten Sie sich konkretere Ratschläge gewünscht und mehr Fakten, an denen Sie sich bei der Auswahl der passenden Psychotherapie orientieren können. Nun sind Sie letztlich doch wieder auf sich selbst, auf Ihre Intuition angewiesen. Doch wie kann es anders sein bei einer Behandlungsform, bei der die menschliche Beziehung das therapeutische Mittel darstellt? Das macht das Irritierende, aber auch das Spannende einer jeden Therapie aus. Ich meine, es spricht für die Glaubwürdigkeit der modernen Forschung, dass sie die Bedeutung des persönlichen Faktors unabhängig von jeglicher Technik bestätigt hat. Mit diesem Wissen will ich Ihnen Mut machen, auf Ihr eigenes Gefühl bei der Auswahl des Therapeuten zu vertrauen. Wenn es mir zudem gelang, Psychotherapie zu entmystifizieren und damit zusammenhängende Vorbehalte und Ängste abzubauen, hat das Buch seinen Zweck erfüllt.

Literatur

Bergin AE (1963) The effects of psychotherapy: negative results revisited. J Consult Psychol 10: 244–250.

Berns U (2006) Psychotherapieausbildung im Licht empirischer Psychotherapieforschung. Psychotherapeut 51: 26–34.

Bolk-Weischedel D (1978) Veränderungen beim unbehandelten Partner des Patienten während einer analytischen Psychotherapie. Z Psychosom Med Psychoanal 24: 116–128.

Buchholz M (2003) Da sitzt das kalte Herz! DIE ZEIT Nr. 35, S. 11–13.

Dührssen A (1986) Dynamische Psychotherapie, Psychoanalyse und analytische Gruppentherapie im Vergleich. Z Psychosom Med Psychoanal 8: 94–113.

Dührssen A, Jorswieck E (1965) Eine empirisch-statistische Untersuchung zur Leistungsfähigkeit psychoanalytischer Behandlungen. Nervenarzt 36: 166–169.

Fäh M (2002) Wenn Analyse krank macht. Methodenspezifische Nebenwirkungen psychoanalytischer Therapien. In: Märtens M, Petzold H (Hrsg.) Therapieschäden. Risiken und Nebenwirkungen von Psychotherapie. Mainz: Matthias-Grünewald-Verlag. S. 109–147.

Fiegenbaum W (1994) Psychotherapie als Dienstleistung. Vortrag auf der Fachtagung »Psychotherapie im Wandel«. Fachklinik Bad Tönisstein.

Frankl VE (1972) Der Mensch auf der Suche nach Sinn. Zur Rehumanisierung der Psychotherapie. Freiburg: Herder.

Frankl VE (1974/2006) Der unbewusste Gott. Psychotherapie und Religion. 8. Aufl. München: dtv.

Frankl VE (1977/2007) ... trotzdem Ja zum Leben sagen. Ein Psychologe erlebt das Konzentrationslager. 28. Aufl. München: dtv.

Freud S (1905/1989) Über Psychotherapie. Studienausgabe Ergänzungsband: Schriften zur Behandlungstechnik. Frankfurt: Fischer. S. 107–119.

Freud S (1918/1989) Aus der Geschichte einer infantilen Neurose (»Der Wolfsmann«). Studienausgabe Band VIII: Zwei Kinderneurosen. Frankfurt: Fischer. S. 126–232.

Freud S (1919/1989) Wege der psychoanalytischen Therapie. Studienausgabe, Ergänzungsband: Schriften zur Behandlungstechnik. Frankfurt: Fischer. S. 239–249.

Freud S (1980) Briefe 1873–1939. Frankfurt: Fischer.

Goethe JW von (1981) Faust. Hamburger Ausgabe Band 3. München: dtv.

Grün A (2007) Anselm Grüns Buch der Antworten. Freiburg: Herder.

Hoffmann SO, Rudolf G, Strauß B (2008) Unerwünschte und schädliche Wirkungen von Psychotherapie. Psychotherapeut 53: 4–16.

Isermann Th, Schmoll D (2006) Selbstermutigung. Essays zur Lebensführung. Kröning: Asanger.

Jacobi F (2002) Risiken und Nebenwirkungen verhaltenstherapeutischer Behandlung. In: Märtens M, Petzold H (Hrsg.) Therapieschäden. Risiken und Nebenwirkungen von Psychotherapie. Mainz: Matthias-Grünewald-Verlag. S. 89–108.

Längle A (2005) Viktor Frankl – Anwalt der Menschlichkeit. Zum 100. Geburtstag. (http://www.gle.at/V-E-Frankl.163.0.html, Zugriff am 16.05.2008).

Lieberei B (2008) Kasuistiken zu Nebenwirkungen und Schwachstellen in der Psychotherapie. Vortrag beim Seehof-Kolloquium »Risiken und Nebenwirkungen von Psychotherapie«. Rehabilitationszentrum Seehof, Abt. Verhaltenstherapie und Psychosomatik, Teltow.

Linden M (2008) Risiken, Nebenwirkungen, Kunstfehler und Schwachstellenanalyse in der Psychotherapie. Vortrag beim Seehof-Kolloquium »Risiken und Nebenwirkungen von Psychotherapie«. Rehabilitationszentrum Seehof, Abt. Verhaltenstherapie und Psychosomatik, Teltow.

Machleidt W, Bauer M, Lamprecht F, Rose HK, Rohde-Dachser Chr. (Hrsg.) (1999) Psychiatrie, Psychosomatik und Psychotherapie. 6. Aufl. Stuttgart: Thieme.

Meyer AE, Richter R, Grawe K (1991) Forschungsgutachten zu Fragen eines Psychotherapeutengesetzes im Auftrag des Bundesministeriums für Jugend, Familie, Frauen und Gesundheit. Hamburg: Eigenverlag.

Mönter N (2004) Sozialpsychiatrischer Anspruch und nervenärztlicher Praxisalltag – passt das? Psychiat Prax 31: S. 269–274.

Mohr DC (1995) Negative outcome in psychotherapy: a critical review. Clin Psychol Sci Pract 2: 1–27.

Obholzer K (1980) Gespräche mit dem Wolfsmann. Reinbek: Rowohlt.

Okiishi J, Lambert MJ, Nielsen SL, Ogles BM (2003) Waiting for the supershrink: an empirical analysis of therapist effects. Clin Psychol Psychother 10: 361–373.

Orlinsky D (2003) Störungsspezifische, personenspezifische und kulturspezifische Psychotherapie. Erkenntnisse aus Psychotherapieforschung und Sozialwissenschaften. Psychotherapeut 48: 403–409.

Reimer C, Eckert J, Hautzinger M, Wilke E (2000) Psychotherapie – Ein Lehrbuch für Ärzte und Psychologen. 2. Aufl. Berlin: Springer.

Richter-Kuhlmann E (2008) Indizien für eine Unterversorgung. Deutsches Ärzteblatt 105: B451.

Rudolf G, Grande T, Dilg R (2001) Strukturelle Veränderungen in psychoanalytischen Behandlungen – Zur Praxisstudie analytischer Langzeittherapien. In: Stuhr U, Leuzinger-Bohleber M, Beutel M (Hrsg.) Langzeit-Psychotherapie. Perspektiven für Therapeuten und Wissenschaftler. Stuttgart: Kohlhammer.

Rüger U (2001) Zum Gutachterverfahren bei psychoanalytisch begründeten Behandlungsverfahren. Psychother Prax 3: 139–149.

Rüger U (2007) Vierzig Jahre Richtlinien-Psychotherapie in Deutschland. Psychotherapeut 52: 102–111.

Schepank H (1986) Die psychogenen Erkrankungen der Stadtbevölkerung. Berlin: Springer.

Schmoll D (2007) Einflüsse religiösen Glaubens auf psychische Erkrankungen und die Therapie. In: Mönter N (Hrsg.) Seelische Erkrankung, Religion und Sinndeutung. Bonn: Psychiatrie-Verlag. S. 121–128.

Schulz H, Lotz-Rambaldi W, Koch U, Jürgensen R, Rüddel H (1999) 1-Jahres-Katamnese stationärer psychosomatischer Rehabilitation nach differenzieller Zuweisung zu psychoanalytisch oder verhaltenstherapeutisch orientierter Behandlung. Psychother Psychosom Med Psychol 49: 114–130.

Stroeken H (1998) Psychotherapie und der Sinn des Lebens. Göttingen: Vandenhoeck und Ruprecht.

Stroeken H (2007) Freud und seine Patienten. 2. Aufl. Eschborn: Verlag Dietmar Klotz.

Stuhr U, Leuzinger-Bohleber M, Beutel M (Hrsg.) (2001) Langzeit-Psychotherapie. Perspektiven für Therapeuten und Wissenschaftler. Stuttgart: Kohlhammer.

Thomä H, Clarissa X (2008) Sackgassen und Behandlungsabbrüche. Psychotherapeut 53: 138–142.

Tillich P (1961) Die verlorene Dimension in der Religion. In: Tillich P (Hrsg.) Abenteuer des Geistes. Gütersloh: Bertelsmann.

Wehr G (2003) C.G. Jung. Reinbek: Rowohlt.

Wikipedia »Ludwig Binswanger« (http://de.wikipedia.org/wiki/Ludwig_Binswanger, Zugriff am 18.05.2008).

Wittgenstein L (1960) Tagebücher 1914–1916. Frankfurt: Suhrkamp.

Anhang

Literaturempfehlungen

Wer sich über einzelne Krankheitsbilder näher informieren will, findet außer der Fachliteratur zwei verschiedene Textgattungen: zum einen Ratgeber wie diesen, die von Fachleuten für Ratsuchende geschrieben sind, und zum anderen Erfahrungsberichte von Betroffenen. Die beiden Perspektiven ergänzen sich und haben ihren jeweiligen Wert, so dass ich bei meinen Empfehlungen beide berücksichtigen werde.

Depressionen

Ratgeber:

- Hell D (2006) Welchen Sinn macht Depression? Reinbek: Rowohlt.
- Nikleweski G, Riecke-Niklewski R (2005) Depressionen überwinden. Berlin: Stiftung Warentest.

Erfahrungsberichte:

- Kuiper PC (1995) Seelenfinsternis. Die Depression eines Psychiaters. Frankfurt: Fischer.
- Kulitza K (1997) Ich hatte Depressionen. Berlin: Ullstein.
- Lyssy R (2001) Swiss Paradise. Ein autobiographischer Bericht. Zürich: Rüffer & Rub.

Angsterkrankungen

Ratgeber:

- Bandelow B (2006) Das Angstbuch. Reinbek: Rowohlt.
- Silove D, Manicavasagar V (2006) Wenn die Panik kommt. Ein Ratgeber. Bern: Huber.
- Wittchen H-U (2002) Wenn Angst krank macht. München: Mosaik.

Abhängigkeit

Ratgeber:

- Lindenmeyer J (2005) Lieber schlau als blau. Stuttgart: Beltz PVU.

Erfahrungsbericht:

- Seiler J (2004) Blaupause. Ein Entzugsspektakel. Bonn: Psychiatrie-Verlag.

Zwangserkrankung

Ratgeber:

- Hoffmann N (2000) Wenn Zwänge das Leben einengen. Mannheim: PAL.
- Reinecker H (2006) Ratgeber Zwangsstörungen. Information für Betroffene und Angehörige. Göttingen: Hogrefe.
- Stengler K (2008) Zwänge verstehen und hinter sich lassen. Stuttgart: TRIAS.

Erfahrungsbericht:

- Leps F (2001) Zange am Hirn. Geschichte einer Zwangserkrankung. Bonn: Psychiatrie-Verlag.

Borderline

Ratgeber:

- Niklewski G, Riecke-Niklewski R (2006) Leben mit einer Borderline-Störung. Stuttgart: TRIAS.
- Rahn E (2001) Borderline. Ein Ratgeber für Betroffene und Angehörige. Bonn: Psychiatrie-Verlag.
- Schäfer U, Rüther E, Sachsse U (2006) Borderline-Störungen. Ein Ratgeber für Betroffene und Angehörige. Göttingen: Vandenhoeck & Ruprecht.

Erfahrungsbericht:

- Flemming T (2007) Ich – mein größter Feind. Bergisch Gladbach: Bastei-Lübbe.

Schizophrenien

Ratgeber:

- Bäuml J (2007) Psychosen aus dem schizophrenen Formenkreis. Berlin: Springer.
- Hell D, Fischer-Gestefeld M (1993) Schizophrenien. Berlin: Springer.

Erfahrungsberichte:

- Beitler H, Beitler H (2000) Psychose und Partnerschaft. Bonn: Psychiatrie-Verlag.
- Mannsdorff P (2005) Fliegen ohne Flügel. Selbstverlag.

Essstörungen

Ratgeber:

- Bruch H (1998) Der goldene Käfig. Das Rätsel der Magersucht. Frankfurt: Fischer.

Erfahrungsberichte:

- Lena S (2006) Auf Stelzen gehen. Geschichte einer Magersucht. Bonn: Psychiatrie-Verlag.
- Linder M (1993) Sucht und Sehnsüchte. Ein Erfahrungsbericht zur Bulimie. Freiburg: Herder.

Somatoforme Störungen

Ratgeber:

- Broome A, Jellicoe H (1999) Mit dem Schmerz leben. Anleitung zur Selbsthilfe. Bern: Huber.
- Rauh E, Rief W (2006) Ratgeber somatoforme Beschwerden und Krankheitsängste. Göttingen: Hogrefe.

Psychopharmaka

Ratgeber:

- Greve N, Osterfeld M, Diekmann B (2006) Umgang mit Psychopharmaka. Ein Ratgeber für Patienten. Bonn: Psychiatrie-Verlag.

Adressen

Therapiesuche
Psychotherapie-Informationsdienst (PID)
Oberer Lindweg 2
53129 Bonn
Tel. 0228/74 66 99
www.psychotherapiesuche.de

Kassenärztliche Bundesvereinigung
Herbert-Lewin-Platz 2
10623 Berlin
Tel. 030/40 05–0
www.kbv.de

Berufsverbände
Dachverband Dialektisch-Behaviorale Therapie
Prof. Dr. M. Bohus
Zentralinstitut für Seelische Gesundheit
J 5
68159 Mannheim
Tel. 0621/1703–4002
www.dachverband-dbt.de

Deutsche Gesellschaft für Psychiatrie, Psychotherapie und Nervenheilkunde (DGPPN)
Reinhardtstr. 14
10117 Berlin
Tel. 030/28 09 66 01–02
www.dgppn.de

Deutsche Gesellschaft für Verhaltenstherapie (DGVT)
Postfach 1343
72003 Tübingen
Tel. 07071/9434–14
www.dgvt.de

Deutsche Gesellschaft für Psychoanalyse, Psychotherapie, Psychosomatik und Tiefenpsychologie (DGPT)
Johannisbollwerk 20
20459 Hamburg
Tel. 040/319 26 19
www.dgpt.de

Deutsche Gesellschaft für Systemische Therapie und Familientherapie (DGSF)
Christophstr. 31
50670 Köln
Tel. 0221/61 31 33
www.dgsf.org

Selbsthilfe

Nationale Kontakt- und Informationsstelle zur Anregung und Unterstützung von Selbsthilfegruppen (NAKOS)
Wilmersdorfer Str. 39
10627 Berlin
Tel. 030/31 01 89 60
www.nakos.de

Angehörige

Bundesverband der Angehörigen psychisch Kranker (BApK)
Am Michaelshof 4b
53177 Bonn
Tel. 0228/63 26 46
www.bapk.de

Danksagung

Zum Schluss möchte ich all denen danken, die mir bei diesem Buch geholfen haben. Viel gelernt habe ich von meinen klinischen Lehrern Prof. Dr. Wolfgang Blankenburg und Prof. Dr. Hans Stoffels, nicht weniger jedoch von den Patienten, die ich in den vergangenen 20 Jahren in Klinik und Sprechstunde behandeln durfte. Diese Erfahrungen sind hier eingeflossen. Dr. Olaf Hardt, Dr. Thomas Isermann und Dr. Marlies Onken lasen das Manuskript und gaben wertvolle Anregungen. Daniela Cossa hat zusätzlich zu ihrer Arbeit große Teile des Manuskripts für mich geschrieben. Dagmar Kühnle und Dr. Ruprecht Poensgen vom Kohlhammer-Verlag danke ich für die vertrauensvolle Zusammenarbeit. Der größte Dank gilt meiner Frau Maren Kögel, die das Projekt wohlwollend begleitet und unsere vier Kinder manche zusätzliche Stunde alleine versorgt hat.